U0259645

本书为教育部人文社会科学青年基金项目
“城市社区养老服务利用类别及改善策略研究”
（项目批准号：18YJC840027）的阶段性成果

华中科技大学社会学文库

青年学者系列

老年照料

一项与收入相关的服务利用差异分析

ELDERLY CARE:
AN ANALYSIS OF INCOME RELATED SERVICE UTILIZATION VARIATIONS

罗 艳 著

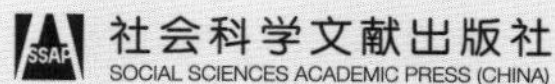

华中科技大学社会学文库总序

在中国恢复、重建社会学学科的历程中，华中科技大学是最早参与的高校之一，也是当年的理工科高校中唯一参与恢复、重建社会学学科的高校。如今，华中科技大学（原为华中工学院，曾更名为华中理工大学，现为华中科技大学）社会学学科已逐步走向成熟，走在了中国高校社会学院系发展的前列。

30 多年前，能在一个理工科的高校建立社会学学科，源于教育学家、华中工学院老院长朱九思先生的远见卓识。

20 世纪八九十年代是华中科技大学社会学学科的初建时期。1980 年，在费孝通先生的领导下，中国社会学研究会在北京举办第一届社会学讲习班，朱九思院长决定选派余荣珮、刘洪安等 10 位同志去北京参加讲习班学习，并接见了这 10 位同志，明确学校将建立社会学学科，勉励大家在讲习班好好学习，回来后担起建立社会学学科的重任。这是华中科技大学恢复、重建社会学的开端。这一年，在老前辈社会学者刘绪贻先生、艾玮生先生的指导和领导下，在朱九思院长的大力支持下，湖北省社会学学会成立。余荣珮带领华中工学院的教师参与了湖北省社会学学会的筹备工作，参加了湖北地区社会学界的许多会议和活动。华中工学院是湖北省社会学学会的重要成员单位。

参加北京社会学讲习班的 10 位同志学习结束之后，朱九思院长听取了他们汇报学习情况，对开展社会学学科建设工作做出了重要指示。1981 年，华中工学院成立了社会学研究室，归属当时的马列课部。我大学毕业后分配到华中工学院，1982 年元旦之后我去学校报到，被分配到社会学研究室。1983 年，在朱九思院长的支持下，在王康先生的筹划下，学校决定在社会学研究室的基础上成立社会学研究所，聘请王康先生为所长、刘中庸任副所长。1985 年，华中工学院决定在社会学研究所的基础上成立社会学系，聘请王康先生为系主任、刘中庸任副系主任；并在当年招收第一届社会学专业硕士研究生，同时招收了专科学生。1986 年，华中工学院经申报获社会学硕士学位授予权，成为最早拥有社会学学科硕士点的十所高校之一。1988 年，华中理工大学获教育部批准招收社会学专业本科生，当年招收了第一届社会学专业本科生。至此，社会学有了基本的人才培养体系，有规模的科学研究也开展起来。1997 年，华中理工大学成立了社会调查研究中心；同年，社会学系成为独立的系（学校二级单位）建制；2016 年 5 月，社会学系更名为社会学院。

在 20 世纪八九十年代的 20 年里，华中科技大学不仅确立了社会学学科的地位，而且为中国社会学学科的恢复、重建做出了重要贡献。1981 年，朱九思先生批准和筹备了两件事：一是在学校举办全国社会学讲习班；二是由学校承办中国社会学会成立大会。

由朱九思先生、王康先生亲自领导和组织，中国社会学研究会、华中工学院、湖北省社会学学会联合举办的全国社会学高级讲习班在 1982 年 3 月 15 日开学（讲习班至 6 月 15 日结束），上课地点是华中工学院西五楼一层的阶梯教室，授课专家有林南先生、刘融先生等 6 位美籍华裔教授，还有丁克全先生等，学员来自全国十几个省、自治区、直辖市，共 131 人。数年间，这些学员中的许多人成为各省（自治区、直辖市）、市社科院社会学研究所、高校社会学系的负责人和学术骨干，有些还成为国内外的知名学者。在讲习班结束之后，华中工学院社会学研究室的教师依据授课专家提供的大纲和学员的笔记，整理、印刷了讲习班的全套讲义，共 7 本，近 200 万字，并寄至每一位讲习班的学员手中。在社会学恢复、重建的初期，社会学的资料极端匮乏，这套讲义是国内最早印刷的社会学资料之一，更是内容最丰富、印刷量最大的社会学资料。之后，由朱九思院长批准，华中工学院出版社（以书代刊）出版了两期《社会学研究资料》，这也是中国社会学最早的正式出版物之一。

1982 年 4 月，中国社会学会成立暨第一届全国学术年会在华中工学院召开，开幕式在学校西边运动场举行。费孝通先生、雷洁琼先生亲临会议，来自全国的近 200 位学者出席会议，其中主要是中国社会学研究会的老一辈学者、各高校社会学专业负责人、各省（自治区、直辖市）社科院负责人、各省（自治区、直辖市）社会学会筹备负责人，全国社会学高级讲习班的全体学员列席了会议。会议期间，费孝通先生到高级讲习班为学员授课。

1999 年，华中理工大学承办了中国社会学恢复、重建 20 周年纪念暨 1999 年学术年会，全国各高校社会学系的负责人、各省（自治区、直辖市）社科院社会学所的负责人、各省（自治区、直辖市）社会学会的负责人大多参加了会议，特别是 20 年前参与社会学恢复、重建的许多前辈参加了会议，到会学者近 200 人。会议期间，周济校长在学校招待所二号楼会见了王康先生，对王康先生应朱九思老院长之邀请来校兼职、数年领导学校社会学学科建设表示感谢。

21 世纪以来，华中科技大学社会学学科进入了更为快速发展时期。2000 年，增设了社会工作本科专业并招生；2001 年，获社会保障硕士点授予权并招生；2002 年，成立社会保障研究所、人口研究所；2003 年，建立应用心理学二级学科硕士点并招生；2005 年，成立华中科技大学乡村治理研究中心；2006 年，获社会学一级学科硕士点授予权、社会学二级学科博士点授予权、社会保障二级学科博士点授予权；2008 年，社会学学科成为湖北省重点学科；2009 年，获社会工作专业硕士点授予权；2010 年，招收第一届社会工作专业硕士学生；2011 年，获社会学一级学科博士点授予权；2013 年，获民政部批准为国家社会工作专业人才培训基地；2014 年，成立城乡文化研究中心。教师队伍由保持多年的十几人逐渐增加，至今专任教师已有 30 多人。

华中科技大学社会学学科的发展，历经了两三代人的努力奋斗，曾经在社会学室、所、系工作的同志近 60 位，老一辈的有刘中庸教授、余荣珮教授，次年长的有张碧辉教授、郭碧坚教授、王平教授，还有李少文、李振文、孟二玲、童铁山、吴中宇、陈恢忠、雷洪、范洪、朱玲怡等，他们是华中科技大学社会学学科的创建者、引路人，是华中科技大学社会学的重大贡献者。我们没有忘记曾在社会学系工作、后调离的一些教师，有徐玮、黎民、王传友、朱新秤、刘欣、赵孟营、风笑天、周长城、陈志霞等，他们在社会学系工作期间，都为社会学学科发展做出了贡献。

华中科技大学社会学学科的发展，也有其所培养的学生们的贡献。在 2005 年社会学博士点的申报表中，有一栏要填写 20 项在校学生（第一作者）发表的代表性成果，当年填在此栏的 20 篇已发表论文，不仅全部都是现在的 CSSCI 期刊源的论文，还有 4 篇被《新华文摘》全文转载、7 篇被《人大复印资料》全文转载，更有发表在《中国人口科学》等学界公认的权威期刊上的论文。这个栏目的材料使许多评审专家对我系的学生培养打了满分，为获得博士点授予权做出了直接贡献。

华中科技大学社会学学科发展的 30 多年，受惠、受恩于全国社会学界的鼎力支持和帮助。费孝通先生、雷洁琼先生亲临学校指导、授课；王康先生亲自领导组建社会学研究所、社会学系，领导学科建设数年；郑杭生先生、陆学艺先生多次到学校讲学、指导学科建设；美籍华人林南教授等一大批国外学者及宋林飞教授、李强教授等，都曾多次来讲学、访问；还有近百位国内外社会学专家曾来讲学、交流。特别是在华中科技大学社会学学科创建的初期、幼年时期、艰难时期，老一辈社会学家、国内外社会学界的同人给予了我们学科建设的巨大帮助，华中科技大学的社会学后辈永远心存感谢！永远不会忘怀！

华中科技大学社会学学科在 30 多年中形成了优良的传统，这个传统的核心是低调奋进、不懈努力，即为了中国的社会学事业，无论条件、环境如何，无论自己的能力如何，都始终孜孜不倦、勇往直前。在一个理工科高校建立社会学学科，其“先天不足”是可想而知的，正是这种优良传统的支撑，使社会学学科逐步走向成熟、逐步壮大。“华中科技大学社会学文库”，包括目前年龄大些的教师对自己以往研究成果的汇集，但更多是教师们近年的研究成果。这套文库的编辑出版，既是对以往学科建设的回顾和总结，更是目前学科建设的新开端，不仅体现了华中科技大学社会学的优良传统和成就，也预示着学科发挥优良传统将有更大的发展。

雷　洪

2016 年 5 月

目录

第一章　绪论 …… 001
第一节　研究背景 …… 001
第二节　文献综述 …… 010
第三节　概念界定 …… 026
第四节　研究思路与方法 …… 036
第五节　研究的创新之处 …… 038
第六节　本章小结 …… 040

第二章　理论框架与验证策略 …… 042
第一节　理论基础 …… 042
第二节　分析框架 …… 049
第三节　分析方法 …… 053
第四节　数据与变量 …… 055
第五节　本章小结 …… 064

第三章　与收入相关的自理能力差异分析 …… 066
第一节　变量描述 …… 066
第二节　与收入相关的自理能力差异 …… 070
第三节　与收入相关的自理能力差异构成 …… 073
第四节　与收入相关的自理能力差异变动 …… 084
第五节　本章小结 …… 087

第四章　与收入相关的家庭照料服务利用差异分析 …… 091
第一节　变量描述 …… 091
第二节　与收入相关的家庭照料服务利用差异 …… 095

第三节　与收入相关的家庭照料服务利用差异构成 ……… 097
第四节　与收入相关的家庭照料服务利用差异变动 ……… 108
第五节　本章小结 …………………………………………… 110

第五章　与收入相关的机构照料服务利用差异分析 ………… 115
第一节　变量描述 …………………………………………… 115
第二节　与收入相关的机构照料服务利用差异 …………… 117
第三节　与收入相关的机构照料服务利用差异构成 ……… 119
第四节　与收入相关的机构照料服务利用差异变动 ……… 130
第五节　本章小结 …………………………………………… 132

第六章　与收入相关的社区照料服务利用差异分析 ………… 137
第一节　变量描述 …………………………………………… 137
第二节　与收入相关的社区照料服务利用差异 …………… 140
第三节　与收入相关的社区照料服务利用差异构成 ……… 144
第四节　本章小结 …………………………………………… 155

第七章　主要结论与政策思考 ……………………………… 158
第一节　主要结论 …………………………………………… 158
第二节　老年照料政策公平性思考 ………………………… 167
第三节　研究的不足与展望 ………………………………… 191

参考文献 ……………………………………………………… 195
后　记 ………………………………………………………… 215

第一章 绪论

本章首先阐述了老年照料及其体系公平性研究背景，描述了与收入相关的照料服务利用差异研究在政策体系中的实践和理论意义；接着总结归纳国内外与照料服务利用议题相关的理论和经验研究，在此基础上提出研究问题；然后对本书将要探索议题的关键概念进行界定；最后展现本书的研究思路、方法以及创新点。

第一节 研究背景

一 随着人口老龄化和家庭核心化，养老服务体系建设成为政策重点

随着人民生活水平提高、医疗条件改善，我国老龄人口数量持续攀升，高龄人口占比快速提升。当中国变得越来越“老”，老年人除了需要和普通人群一样的物质消费和医疗救治以外，身体衰退所带来的生活照料及基础护理需求也不容忽视。照料的实质是承担个人照料能力不足的风险。在传统社会中，家庭承担了几乎所有因老年人体弱而溢出的个人风险，这种方式一直延续至新中国成立后的较长一段时间。然而，受生育政策和现代化进程影响，作为照料者的劳动年龄人口不断收缩，家庭规模逐步缩小，崇老文化日渐弱化（姚远，1998），家庭已经无力完全承担个人溢出的照料风险，仅仅依靠家庭的养老模式岌岌可危（翟振武、陈佳鞠、李龙，2016）。1982 年，中国派出代表参加“老龄问题世界大会”，随后成立“中国老龄问题全国委员会”，中国养老政策体系逐步与世界接轨，成为世界范围内应对老龄化浪潮的组成部分。

1991 年，联合国规定了保障老年人权益的基本原则（见表 1－1），照顾是核心内容之一。过去三十年，我国逐步建立并完善了养老金制度、社会救助制度（丁建定，2014），一定程度上缓解了养老过程中物质匮乏的问题，但养老服务的发展却相对缓慢。在内部诉求和外部推动的双重力量作用下，构建和完善养老服务体系成为近年来公共政策改革的重点和难点，其中事关老年人生存与尊严的照料体系更是重中之重。

表 1－1 联合国老年人原则

维度	内容
独立	· 老年人应能通过提供收入、家庭和社会资助以及自助，享有足够的食物、水、住房、衣着和保健。 · 老年人应有工作机会或其他创造收入机会。 · 老年人应能参与决定退出劳动力队伍的时间和节奏。 · 老年人应能参加适当的教育和培训方案。 · 老年人应能生活在安全且适合个人选择和能力变化的环境。 · 老年人应能尽可能长期在家居住。
参与	· 老年人应始终融合于社会，积极参与制定和执行直接影响其福祉的政策，并将其知识和技能传给子孙后辈。 · 老年人应能寻求和发展为社会服务的机会，并以志愿工作者身份担任与其兴趣和能力相称的职务。 · 老年人应能组织老年人运动或协会。
照顾	· 老年人应按照每个社会的文化价值体系，享有家庭和社区的照顾和保护。 · 老年人应享有保健服务，以帮助他们保持或恢复身体、智力和情绪的最佳水平并预防或延缓疾病的发生。 · 老年人应享有各种社会和法律服务，以提高其自主能力并使他们得到更好的保护和照顾。 · 老年人居住在任何住所、安养院或治疗所时，均应能享有人权和基本自由，包括充分尊重他们的尊严、信仰、需要和隐私，并尊重他们对自己的照顾和生活品质做抉择的权利。
自我充实	· 老年人应能追寻充分发挥自己潜力的机会。 · 老年人应能享用社会的教育、文化、精神和文娱资源。
尊严	· 老年人的生活应有尊严、有保障，且不受剥削和身心虐待。 · 老年人不论其年龄、性别、种族或族裔背景、残疾或其他状况，均应受到公平对待，而且不论其经济贡献大小均应受到尊重。

资料来源：https://www.un.org/chinese/esa/ageing/principle.htm。

事实上，从20世纪80年代开始国家陆续出台服务促进政策，期望推动社会养老服务发展，以补充家庭养老服务体系的不足。民政部在1984年全国民政社会福利工作会议上提出社会福利社会化的构想，扩大社会养老目标人群和服务范围，鼓励养老机构从关注“三无”“五保”老年人扩展至全体老年人，由基本生活保障转向全方位服务保障（韩艳，2015）。1987年召开的全国城市社区服务工作座谈会又提出要“面向社会发展社区服务”，社区养老获得政策认可（阎革，1993）。1996年《中华人民共和国老年人权益保障法》颁布，在法律层面明确国家要“鼓励、扶持社会组织或者个人兴办老年福利院、敬老院、老年公寓、老年医疗康复中心和老年文化体育活动场所等设施”。1999年全国老龄工作委员会成立，国家从实践层面启动了推动民营资本进入养老服务领域的策略（韩艳，2015）。在这个阶段，虽然政策上肯定了社会养老的合法性，但政府责任一直处于缺位状态（董红亚，2010），市场、社会能力有限、介入不足，服务发展也十分缓慢（韩艳，2015）。

表1-2　改革开放至20世纪末期我国老龄工作重要事件

1979年，城市福利院开展孤老职工的自费收养工作，使城市老年人社会福利服务对象第一次冲破了“三无”对象的局限。
1982年，国务院批准成立“老龄问题世界大会中国委员会”，并开展有关活动，标志着老龄工作开展纳入党和国家的议事日程。
1984年，首次全国老龄工作会议召开。
1984年，民政部在福建漳州召开全国城市社会福利事业单位整顿经验交流会议，首次提出“社会福利社会办”的指导思想，支持城市社会福利院和农村敬老院向社会老年人开放。
1987年，民政部在武汉召开了全国城市社区服务工作座谈会，会议提出要“面向社会、发展社区服务”，并决定在全国部分城市进行社区服务试点工作。
1993年，民政部、国家计委等十四部委《关于加快发展社区服务业的意见》（民福发〔1993〕11号）中第一次提出“养老服务”概念，确立了“85%以上街道兴办一所社区服务中心，一所老年公寓（托老所）、一所残疾人收托所和一所以上托幼机构”的发展目标。
1995年，国务院批准成立中国老龄协会。

续表

1996年，《中华人民共和国老年人权益保障法》通过，我国老龄工作走上法制建设轨道。
1999年，经中共中央、国务院批准，全国老龄工作委员会成立。

资料来源：王洪宇，2001；民政部社会福利和慈善事业促进司，2018。

进入21世纪，国家开始在养老责任上有所担当。2005年《关于支持社会力量兴办社会福利机构的意见》出台，政策重点是动员社会力量，鼓励他们从多渠道、多层次参与养老服务机构的创建和运营，以解决床位数严重不足的问题，机构改革进入实质性阶段（谭兵，2018）。2006年《关于加快发展养老服务业意见的通知》颁发，提出了“政策引导、政府扶持、社会兴办、市场推动”，政府开始全方位推动养老服务体系建设。2011年国务院办公厅印发《社会养老服务体系建设规划（2011—2015年）》，进一步明确了养老服务的公共属性，并提出“政府主导、多方参与”的基本原则，“以居家为基础、社区为依托、机构为支撑”的基本方向也得以确立。2013年《国务院关于加快发展养老服务业的若干意见》出台，提出“医养融合”，其与原有的基本框架一起构成了我国现代养老服务体系的基础框架。随着供给体系初步建立，建立长期护理保险制度的呼声日渐高涨，人力资源社会保障部办公厅于2016年发布《关于开展长期护理保险制度试点的指导意见》，探索开展长期护理保险制度试点工作，在提升供给能力的基础之上提高老年人群体的支付能力。

表1-3　21世纪我国养老服务发展重要事件

2002年，党的十六大报告作出了我国“老龄人口比重上升”的判断。
2005年，民政部启动全国养老服务社会化示范活动，促进社会养老福利由补缺型向适度普惠型转变。
2005年，《国务院关于发布实施〈促进产业结构调整暂行规定〉的决定》（国发〔2005〕40号）首次将养老服务视为服务业的一部分。
2006年，《国民经济和社会发展第十一个五年规划纲要》颁布，第一次将养老服务纳入国家发展纲要。
2006年，《国务院办公厅转发全国老龄委办公室和发展改革委等部门关于加快发展养老服务业意见的通知》（国办发〔2006〕6号），第一次界定“养老服务业”内涵外延，并提出加快发展养老服务业的六项重点工作。

续表

2006 年，第二次全国老龄工作会议提出“以居家养老为基础、社区服务为依托、机构养老为补充”的中国特色养老服务体系。 2011 年，《国务院办公厅关于印发社会养老服务体系建设规划（2011—2015 年）的通知》（国办发〔2011〕60 号）出台，第一次对建立社会养老服务体系进行了全面部署。 2012 年，《中华人民共和国老年人权益保障法》修订，第一次在国家法律层面规定“国家建立和完善以居家为基础、社区为依托、机构为支撑的社会养老服务体系”并在 2013 年将“社会服务”单独立章，养老服务第一次纳入国家法律体系。 2013 年，《国务院关于加快发展养老服务业的若干意见》（国发〔2013〕35 号）第一次从国务院层面部署推进养老服务业发展。 2016 年，《人力资源社会保障部办公厅关于开展长期护理保险制度试点的指导意见》（人社厅发〔2016〕80 号）发布，以需方承受力提升为目标的长期护理保险制度开始试点。

资料来源：民政部社会福利和慈善事业促进司，2018。

二　养老服务体系初步建立，体系公平性有待提升

在实践层面，政府通过行政干预、直接提供、拨款、社会激励、慈善捐赠、合资合作、税收、运营补贴、产权、购买服务、金融、价格、提高支付能力等多种方式推动公办养老机构改制，鼓励社会和市场力量进入机构养老领域（谭兵，2018）。在社区，从 1987 年民政部提出发展城市社区服务开始，不少地方已经开始发展包括养老服务在内的系列社区服务。国家养老服务顶层设计出台之后，各地进一步出台相关政策，细化了社区养老服务的内容、费用、责任主体等，拨付专项资金购买社区养老服务，部分经济和社会服务发展成熟地区的社区养老服务进入具体实施和质量提升阶段（章晓懿、刘帮成，2011）。2017 年《国务院关于印发“十三五”国家老龄事业发展和养老体系建设规划的通知》认为，我国“以居家为基础、社区为依托、机构为补充、医养相结合的养老服务体系初步形成”。

各项政策虽然在促进体系快速建立上初见成效，但政策目标旨在培育市场主体、规范市场行为、尽快建立养老服务体系，甚少关注结构性议题，较少使用保障性工具。《国务院办公厅关于全

面放开养老服务市场提升养老服务质量的若干意见》在肯定成效的同时亦指出，我国养老服务体系仍面临“供给结构不尽合理、市场潜力未充分释放、服务质量有待提高等问题”，并提出到2020年要实现“养老服务和产品有效供给能力大幅提升，供给结构更加合理”的发展目标。何为养老服务结构合理？从不断出台的政策法规和不断发展的服务实践可见，“家”虽然仍是我国养老体系不可动摇的基础，但养老责任和服务供给更加多元，“赡养”不再仅仅是一种文化，它已成为公共领域不可或缺的组成部分。由此笔者认为，结构合理的养老服务体系除了供需匹配，还应兼顾公平，特别是与老年人生存息息相关的照料服务。

照料的风险特征决定了照料服务的公共属性，照顾也是联合国所提倡的老年政策基本原则之一。一项社会保障制度的建立往往与它所应对问题的风险属性相关，如果个人控制力、认知力不足或者因为外界原因稳定性被打破，个人难以承担后果，就会形成个人风险。个人风险外溢给家庭，带来家庭或者相关家庭成员的不确定性，就会产生家庭风险。个人风险和家庭风险外溢至社会，汇集到一定程度就可能引发社会秩序混乱，从而带来社会风险（张盈华，2015）。衰老是每个人都会经历的自然过程，与个人决策关系不大，同时，老人（特别是贫困老人）支付力不足，他们不应该也难以完全承担缺损风险。个人风险承担能力不足，责任必然外溢至家庭或者社会。在传统中国社会里，生产方式、家庭结构和社会文化都有利于家庭承担该项风险，风险没有外溢至社会，照顾老人被当成一种与孝道、尊老相关的文化和关怀问题，制度层面的照料体系公平性议题无从谈起。然而，随着社会结构变迁、生产方式变革、家庭结构变化及老人寿命延长，家庭已然再难独立承担该项风险。各国照料制度的筹资组成也印证了这一结论。养老是公共服务的组成内容，在适度普惠型福利理论、基本公共服务均等化理论与福利多元主义理论的指导下，西方国家逐步构建了较为成熟的养老服务体系，并与社会救助制度、社会保险制度一样，成为广义社会保障制度的一部分。无论制度安排如何，个人都不是长期照护费用的主要承担者，家庭与社会紧密合作、共同应对照料风险已成为主要做法（见表1-4）。近年来，政府大力引导养老服务体系构建，正是期望社会有能力承担个人和家庭外溢的照料风险。只有将“公正”纳入结构调整目标，养老服务体系才能更好地担负起抵御社会风险的功能。

表1-4　三种风险属性和四种福利体制下的长期照护制度

对风险属性的认识	个人风险	社会风险	社会风险		家庭风险
福利体制	自由主义福利模式	社会民主主义福利模式	法团主义福利模式		家庭主义福利模式
制度模式	社会救助型	国家保障型	社会保险型		家庭保障型
制度类型	补缺型	普享型		混合型	
筹资来源	税收	税收	社会保险	税收和社会保险	税收
代表国家	英国、美国、加拿大、澳大利亚、爱尔兰、新西兰	瑞典、丹麦、挪威、芬兰	荷兰、德国、卢森堡、日本、韩国	法国、奥地利、比利时	西班牙、葡萄牙、希腊、捷克、匈牙利、斯洛伐克、波兰

资料来源：张盈华，2015。

三　与收入相关的老年照料服务利用差异研究具有较好的理论和实践意义

在国家养老体系政策和实践发展的同时，学界也在梳理他国长期照料经验、构建本土照料体系、提升养老服务质量上做了诸多努力（章晓懿、刘帮成，2011；曹艳春、王建云，2013），但受体系建设发展阶段的影响，学界目前对政策公平性的讨论仍显不足。理论研究源于实践却又高于实践，它不仅是解释性的，而且是规范性的；不仅是实践性的，而且是超实践性的。亚当·斯密（2008）曾强调：“对社会生存而言，正义比仁慈更根本，社会少了仁慈虽说让人心情不舒畅，但它照样可以存在下去，要是一个社会不公行为横行，那它注定要走向毁灭。”卫生经济学家Mooney（1986）将公正作为社会进步的标准之一，认为应该把健康平等目标放在其他目标之前考虑，甚至在效率与平等的取舍中也应当如此。这些论述来源于对现实世界的观察，同时也指导了多国的政策制定，以使政策发展在效率和公平中维持平衡，更好地实现制度功能，提升社会福祉。我国的老年照料体系处于建设初期，从发展相对成熟的医疗服务和国外老年照料研究经验来看，公平是公共服务不可回避的话题，学界有必要基于理论和现实，对老年照料体系公平性议题展开探索，形成可供实践者参考的经验证据和理论知识，助力正在展开的养老服务体系结构调整。

虽然对老年照料体系公平性的探索有所欠缺，但在医疗、教育等公共服务领域的公平性研究上，学界已从不同角度展开了颇有启发的探索：从过程角度，研究涵盖机会公平、条件公平和结果公平（龚幼龙，2002）；从内容角度，关注资源配置公平、需要公平、利用公平、筹资公平（刘相瑜、于贞杰、李向云等，2011）；从呈现形式上，探索纯粹的分布差异和相关要素所导致的分布差异（Wagstaff and Doorslaer，2000）；受公共政策价值观影响，亦有研究力图区分“合理”和“不合理”的分布差异，评估政策公平性（Whitehead，1992）。公共服务公平性研究议题的推进不仅与学者们的研究志趣有关，亦受制于公共服务发展的阶段，在尚未发展成熟的老年照料领域，学者们更加关注顶层体系构建，公平性探索多从政策或者说供给层面加以讨论，对体系所产生的实际影响关注有限。随着体系发展进入更为普遍和具体的实施阶段，学界必然要将研究焦点从配置方案推向匹配状态探索，从宏观理论构建转向微观经验论证。借鉴健康领域公平性研究范式，研究认为服务利用是一个较为理想的切入点。服务利用是需求体系在供给体系中获取服务的实际状态，是微观层面描述公共服务体系可及性的核心指标（代佳欣，2017）。经由世界卫生组织的推广和实践，医疗服务利用与健康状态、筹资方式一起成为目前国际上一致认可的健康公平测量内容，被用于评价和比较卫生服务体系公平性（O'Donnell et al.，2008）。

国内外研究已经证实了性别、年龄、需要、收入、教育、职业、户籍、社会保障、家庭和社区资源等因素都可以造成照料服务利用差异（王莉莉，2014；郭秋菊、靳小怡，2018），这些研究在帮助我们理解差异现状上颇有益处。社会福利作为国民收入再分配制度之一，往往融入了与公正性有关的道德判断，亦有自己擅长的运作策略，这使得政策研究在照料服务利用议题的探究上更进一步，探索通常不会止步于发现服务利用差异本身，而是期望在政策目标之下评估状况、在道德评判之下指导实践，提升照料体系可及性、公平性。出于这种政治和实践上的抱负，部分学者开始探讨不同服务利用差异的可变性和合理性，以期加强服务利用差异分析与政策干预之间的联系。服务利用行为模型的提出者 Andersen 比较了不同形式的公共服务利用差异，认为它们的可变性并不等价，相比之下资源要素的可变性最高。资源之中，收入在干预上具有较高的可变性，在社会分层上具有较好的辨识度（李培林、朱迪，2015），因此特别受到学者的青睐。

围绕收入已发展出多种测量及分解模型，例如择率比、率差、不平等斜度指数、集中指数、不相似指数、Gini 系数等（刘宝、胡善联，2002），用以描述和理解与收入相关的差异性。这些模型目前已被国内公共医学领域学者广泛采纳，并在中国完成了多项与收入相关的公共服务公平性实证研究报告，例如胡琳琳利用健康自评和收入数据，发现我国存在有利于高收入人群的健康不均等；解垩（2009）的研究探索了与收入相关的中国医疗服务利用分布；齐良书和李子奈（2011）运用面板数据探索了与收入相关的医疗服务利用分布差异的流动性，即不同收入水平人群医疗服务利用的相对变动。医疗保险扩大过程中，研究者开始聚焦保险制度实施对与收入相关的服务利用差异的影响，结论较为一致地认为逐步完善的医疗保障制度对缩小与收入相关的医疗服务利用差异起到积极作用（封进、刘芳，2012；顾海，2019）。刘柏惠、俞卫、寇恩惠（2012）聚焦老年群体，发现无论是医疗还是社会照料服务利用，服务利用的集中指数都更加有利于高收入老人，收入、城乡、社区和保险差异是导致分布不平等的最主要根源。这些研究不仅验证了与收入相关的服务利用差异状况，亦辨识和评价了制度公平性，提出了更具针对性的改善建议。老年照料作为公共服务体系的组成部分，开展与收入相关的照料服务利用差异研究能更好地帮助政策制定者理解公平、完善体系，但该领域在这个议题上的分析深度和广度远不及医疗领域。考虑到与收入相关的服务利用差异在其他领域公共服务公平性研究中的广泛性及对政策的实践寓意，本书将致力于探索与收入相关的老年照料服务利用差异，进而探讨养老服务体系公平性。

综上，老年照料事关老年人生存及尊严，在老龄化加剧、家庭养老不堪重负的背景下，国家强化政府在养老中的责任担当，近年来密集出台多项养老服务政策，老年照料从私人领域进入公共领域，成为我国社会福利体系的重要组成部分，其公平性应该得到重视。在不同维度的公平性研究中，与收入相关的照料服务利用差异研究重要且可行，有较好的政策寓意。本书拟借鉴医疗服务领域相关理论，结合老年照料特点，构建中国老年照料体系公平性分析模型，描述与收入相关的老年照料服务利用差异状况，探索差异形成机制，进而讨论中国情境下的老年照料体系公平性。研究在理论上致力于发展适切的本土化微观分析模型，推进当下中国老年照料服务利用及差异研究深度，在实践上聚焦与收入相关的中国老年照料服务利用差异状况，辨识体系公平性，为正在进行的养老服务体系结构调整提供实证依据。

第二节　文献综述

在理论层面，学者们从经济学、社会学和心理学等学科角度提出了不同的分析框架，用以解释收入及其他相关要素所致的照料服务利用差异形成机制。在这些理论指导下，学者们进一步展开了颇多有益的经验探索，验证了收入及其他相关要素与老年照料服务利用之间的关联。下面我们将从理论和经验两个层面展开综述。

一　理论研究

1. 合作群体理论

合作群体理论在中国家庭照料获取分析中更为常见，理论建基于利他主义，倾向于认为家庭中的照料服务利用差异来源于家庭成员中的需要，而非社会经济地位。此理论视家庭为一个合作群体，存在有效的共同利益，成员之间的契约可以跨越时间而存在，家庭的资源分配以家庭成员利益最大化为原则，由家中一位公正的成员控制并分配。资源分配追求帕累托最优，既确保家庭中每一位成员的生存，同时改善其中一位家庭成员的福利，又不会对其他家庭成员造成福利降低，因此资源分配往往出于利他动机（Becker，1974）。出于利益最大化考虑，家庭中的成员会形成分工，例如有人为老年人提供经济支持，有人为老年人提供照料支持、分担照料压力，相互协作以照顾体弱老人，减轻照料者压力，最终达到家庭内部资源优化配置（Houtven，Coe and Skira，2013）。出于劳动力成本、社会服务专业化及个性化供给状况考量，家庭在利益最大化的目标下，可能会选择减少家庭成员对父母的照料供给，增加对他们的经济赠予，以使其能够购买到市场化的照料服务，而自己也能够从劳动力市场上获取更高的经济收入（Ettner，1995；Chen and Korinek，2010）。经济状况较好的家庭，照顾老人给家庭带来的成本影响相对较小，老年人接受家庭照料的概率会提升（Park，2014）。资源的分配也会考虑基于互惠的投资回报，例如在当代，社会对技术人才的需求急剧上升，父母如加大对子女的教育投入，会让他们晚年时得到子女更多的回报，从而实现整个家庭的利益最大化（Lillard and Willis，1997）。合作群体作为整体虽然有投资回报的概念，但家庭成员之间的照料是利他的，无论会不会得到回报，老年人是家中最需要帮助的成员之一，年轻的家庭成员会为身体衰退的老年父母提供更多支持，帮助他们安度晚年，当他们成为家庭中需要照料的一员时，他们也将得到家庭较多的照料支持（Lee and Xiao，1998）。总而言之，合作群体理论认为导致老年照料服务利用差异的主要原因是需要，而不是社会经济资源，家庭会以整体利益最大化为考量来决定资源的投入方向。

2. 理性交换理论

在古典微观经济理论中，理性选择交换模型假定人类的行为是建立在相互交换酬赏之上，追求个人利益是人的基本特质，个体倾向于以最小的投入获取最大的回报（Becker，1974）。理性交换理论对养老行为的分析开始于经济学领域对家庭遗产继承的分析，强调交换基于互惠原则，并认为人们给予老年人的赡养行为是出于自己的私心，只有当双方都认为潜在收益大于成本时，交换才会发生，该理论不考虑情感、文化等非理性因素（Douglas, Andrei and Summers，1986）。与合作群体理论相反，理性交换理论将照料当作一种可交换的资源，并认为照料服务利用差异由老年人可以用以交换的资源决定。社会科学领域的学者进一步将其进行扩展，提出照料资源的交换可以是“以物易物”的经济交换，也可以是“投桃报李”的社会交换，所以对与时间相关的照料和情感也同样适用。老年人与子女之间各自掌握的资源不同，对社会产品及劳务的需求也不同，由此产生交换的必要（杜亚军，1990）。身体衰退使得老年人的照料需求增加，从而愿意与他人进行交换，社会及家庭出于理性思考也更有可能为经济资源能力较高的老年人提供高水平照料。交换的前提是资源的有无和多寡，交换过程顺利与否主要取决于“客观和公平”，所以必须建立规则，以免发生紧张和冲突，否则将会出现忽视、虐待和冲突，机构也会因为成本过高而减少与服务对象的互动（陈燕祯，2018）。随后，理性交换理论将交换双方的关系、交换的历史和双方的依赖关系也纳入分析。交换可以分为短期交换和长期交换，前者指在短时间内进行等价值交换，后者的回报则在相对较远的未来，子女基于老年人过去给予他们的支持决定自己的照料数量和质量，如果老年人加大对子女的投资，让他们获得更好的教育，子女出于理性交换，在父母衰老后也会增加回报，换言之，家庭给予老年人的照料实质是家庭成员用经济、照料或者精神安慰等回报老年人的抚养（Eggebeen and Hogan，1990）。

3. 权力协商理论

该理论认为资源塑造了权力，造成了资源分配不平等。从结果来看，权力协商理论与理性交换理论一致，但二者在老年人资源作用机制上的解释有所不同，权力协商理论有助于理解老年照料服务利用差异的流动性。理论认为，在照料服务的获得上，社会照料和家庭照料作为一种稀缺资源，其分配必然受到资源控制力的影响，拥有较多资源的老年人往往具有较强的谈判力，换言之，对资源的控制力决定了他们的照料资源分配力和获得力（Perozek，1998）。老年人的照料需求往往与子女所愿意提供的照料服务在数量和质量上存在差异，较高的社会经济资源意味着老年人拥有更多的权力，当子女给予的照料数量和质量低于他们的需要时，老年人可以通过金钱、房屋等资产增强自己在家庭和社会资源分配决策中的议价能力，经济地位越高议价能力越强，这种能力可以支配子女和机构的照料行为，确保老年人获得较多数量和较高质量的照料服务。权力协商理论解释了社会变迁背景下家庭照料弱化的原因，即小农经济生产方式的解体瓦解了家庭赡养基础。农业社会中劳动力与耕地、农业生产资料结合在一起，子女的生产资源和生产经验要从上一代获得，因为父辈拥有分配资源的权力，所以他们在家中更容易树立权威，获得子代照料。随着生产方式变革，老年人社会角色丧失，子女能够从第二、第三产业中获得工作，老年父母对土地、财产等资源的控制力降低，老年人所拥有的技术在时代中落后，他们的权力地位随之降低，所获支持也随之下降（Goode，1963）。与此同时，大众媒体、教育对个人主义大肆宣扬，尤其子女从封闭环境进入发达地区后，思想受个人主义影响，老年父母的权力以及对资源的控制力进一步减弱（John，1976；Lee，Parish and Willis，1994）。即便如此，认同权力协商理论的学者认为，如果老年人有更为广泛的社会支持网络和更好的经济实力资助子女，或者能够以未来遗产作为筹码，他们仍然能够获得照料资源的分配权力（Molm，Takahashi and Peterson，2000）。

4. 现代化理论

现代化理论从纵向的时间变化来分析养老行为，对于养老服务利用的纵向变化具有较好的解释力。现代化理论对老年人地位做了区分，认为前现代是“老人的天堂”，在传统农业社会和东方社会，子女对老年人的赡养更加普遍。小农经济、君主专制制度和家族制度、儒家文化从经济、制度和思想上强化了家庭和社会对老年人的尊重，在国家“倡敬老之风，立尊老之礼”，“均分土地，定期贩济”，“多方优容，抚养高年”等政策引导下，中国的养老传统日益规范化，对老年人“物质上奉养，精神上尊敬，依礼送葬”（姚远，1996）。现代化则带来了对老年人的歧视、家庭内与老年人的冲突、女性进入劳动力市场、子女与父母居住距离拉大、传统社会规范弱化以及家庭核心化。西方国家研究证实，子女给予老年人的支持正在衰落（Divale and Seda，2001）。然而也有研究者提出了相反的观点，认为所谓“过去的黄金时代”其实并不存在，随着现代化教育水平的普遍提升，人们的个性与独立思考能力得到增强，社会规范教育的提升能够抵制现代化给周围环境带来的负面影响。在对亚洲国家的研究中，社会中的养老行为有着较大的稳定性，现代化带给家庭养老的影响有限，但在社会养老层面，由于现代社会由农业文明转向工业文明，养老服务呈现出工业化、专业化、福利化等特点，社会养老呈现出递增趋势（杨晋涛，2003）。

5. 健康需求理论

Grossman 提出的健康需求理论被认为是健康经济学的基础，理论中关于健康与人力资本的阐述成为健康公平性研究的重要理论假设，理论还对卫生服务的特点进行了分析，奠定了卫生服务需求理论的基础。理论认为健康是不可能直接取得的，需要通过医疗服务等要素来达到，服务利用或者说消费行为是一种源于健康的衍生需求，健康作为一种人力资本，在效用最大化假设下产生。人们对健康服务的需求和利用行为可以从两个方面来解释：一是作为消费品，健康直接进入效用函数，健康资本会使人们的效用增加，而疾病则带来效用损失。作为消费品时，健康资本边际产出价值与工资率无关，主要取决于身体状况的边际效用。二是作为投资品，健康资本让服务使用者有更多可利用时间，能够带来更多收入，人们会根据某种健康资本的边际收益等于维持这一健康资本边际成本的原理决定最优的健康资本和健康投资。作为投资品时，服务利用与工资挂钩，工资上升，需求和使用增加。

由于健康需求理论将服务的利用归结为健康需求和效用，那么年龄会成为重要的影响因子，随着年龄增加，老年人的健康状况恶化，需要利用更多服务来补充缺损，收入相对较高的老年人投资照料的价值和成本优于贫困老年人，服务利用也会多于低收入家庭老年人。从健康存量的角度，经济水平较高的老年人积累的健康优势多于贫困老年人，服务的需求相对较低（Grossman，1972）。

6. 健康行为理论

健康行为理论主要由社会心理学家提出，关注服务利用决策的内在感知和外在行为，它在公共医学领域的应用较为广泛，近年也常被用于分析社会服务行为，理论较为擅长探索利用行为的改变。常见的解释模型包括健康信念理论（HBM）、合理行为理论（TRA）和计划行为理论（TPB）。健康信念理论的关键词是感知，认为人的利用行为不是由外部环境直接决定的，而是取决于个体对这个世界的感知。个体根据四种与行为转变相关的信念来决定行为：危机感，即个体对自身出现某种问题可能性的判断；严重感，即个体对疾病会产生多大后果的判断；益处感，即个体行为带来益处的主观判断；障碍感，即个体采取行动可能付出的代价，包括副作用、时间和经济花费、社会接受程度等（Janz and Becker，1984）。之后研究者又在四种信念的基础上提出了行为线索的概念，行为线索指任何与促进个体行为改变有关的事件和暗示，内在线索包括身体出现不适的症状等，外在线索包括媒体的宣传、专业人员的建议等，行为线索是导致个体改变行为的最后推动力（Steven and Rogers，1986）。合理行为理论更强调理性，认为人的行为是由行为意向来决定的，行为意向又由行为态度和主体规范来决定。行为信念和后果评价会影响行为态度，如果个体对行为的结果持有肯定态度，他更倾向于完成该行为。规范信念和遵从动机会影响主体规范，如果一些有影响的人认为他应该采取行动，他将会形成付诸行动的主体规范（Fishbein and Ajzen，1975）。考虑到某些行为不完全受到意志的控制，Ajzen（1991）等人在原模型中又引入了行为控制变量，发展为计划行为理论，控制变量包括控制信念和知觉力，即个体是否认为自己可以控制行为以及控制行为的难度。有学者对认知理论的元分析发现，行为态度、主体规范和感知到的行为控制等因素对健康行为的预测率大约保持在40%～50%，行为意图和感知到的行为控制对健康行为改变的贡献率大约为20%～40%（Sheeran，Conner and Norman，2001）。

7. 服务利用行为模型

服务利用行为模型由美国芝加哥大学 Andersen 博士在1968年构建。服务利用被认为是衡量服务可及性和公平性的理想指标，该模型也是目前公共服务利用分析中应用最为广泛的理论模型之一，经过50多年的扩展延伸，模型已经形成包括反馈回路在内的、以利用结果为终极目标的四个重要组成部分（Goddard and Smith，2001）。在个体微观层面，模型将服务利用的影响要素分为三类：倾向性特征、需要特征及资源特征。从公共服务公平性出发，模型认可需要变量所致差异，同时认为与资源变量相关的差异应该尽量避免（Andersen and Newman，1973）。模型同时关注研究对政策改变的意义，强调各影响变量在政策提升途径上的作用并不等价，人口因素和社会地位的可变性较低，资源特征的可变性较高，而信念的可变性居中。Levesque、Harris、Russell（2013）发展并提出了服务获得的分阶段模型，该模型将服务利用分为六个阶段：健康需求、服务感知、服务寻求、服务接触、服务利用和服务结果。模型同时提出了可能影响各个阶段的相关因素，它们分别是：影响服务感知的健康素养、保健知识、健康和疾病相关信念等；影响服务寻求的知识、个人及文化价值观、性别、表达需求的权利意识等；影响服务接触的居住环境、交通和社会支持等；影响服务使用的收入、社会资本和社会保险等；影响服务结果和持续使用的权力增长、信息、忠诚度及照料者支持。在老年照料的研究中，Bass 和 Noelker（1987）在他们的研究中将照料者的个体特征纳入模型。国内学者丁建定从整合中国养老保障制度角度提出四力协调分析框架，该框架的核心是：需求力、承载力、获得力和配置力，理论认为以自理能力为基础的需求力是养老服务的政策方向，以收入能力为基础的承受力是养老保障制度的调整任务，良好的获得力是服务与制度整合的目标，而配置力提升则是二者整合的关键点（丁建定，2019）。

8. **健康公平理论**

与其他理论相比，健康公平理论的焦点不再是利用差异形成的原因，而是致力于解释和区分差异的合理性。20 世纪 90 年代，度过危机的西方国家重建社会和谐（丁建定，2009），学界重新倡导健康资源分配的公正性，虽然学者们对公正的内涵存有争议，但他们较为一致地认为医疗服务是一种社会物品，健康是人们参与社会活动的前提和医疗分配的结果，人们应该享有平等的健康机会。该理论借鉴罗尔斯正义论中的差异原则，将需要与资源共同纳入评判体系，认为平等的健康机会并不代表健康资源分配的绝对平等，代表生存机会的医疗服务分配应该以需要为导向，而不是以“特权或收入”为依据（侯剑平、邱长溶，2006）。具体而言，公平又被分为两个维度：垂直公平和水平公平，前者指需要不同的人得到不同的服务，后者指需要相同的人得到相同的服务。在分布均等性评估中，差异被区分，只有不可接受的差异才是政策中的不公平（Whitehead，1992）。在 WTO 的认可和推动下，这一理论视角被快速推广至政策实践领域，并发展出不同的公平性测量方法和测量指标。Wagstaff 和 Doorslaer（2000）是将理论操作化为实践的重要学者，他们借鉴并推进 Kakwani 所提出的集中指数法，在实践中区分了合法与非法差异，构建了健康公平分析框架：筹资公平、利用公平和健康状况公平。筹资公平遵循支付能力原则，有同等支付能力的人有同等的支付，支付能力不同的人有不同的支付；利用公平遵循按需分配原则，相同的服务需要获得相同服务，不同的服务需要获得不同服务；公平的健康状况即不同社会人群的健康水平相同，它常常与利用和筹资公平一起呈现，作为上述两个类别差异形成的原因或者结果（Wagstaff and Doorslaer，2000）。

二 经验研究

学者们在不同地区、针对不同人群展开了颇为丰富的照料服务利用研究，从多个维度验证了照料服务利用差异的存在，初步探索了收入与其他服务利用差异要素之间的关联。

1. 收入水平与老年照料服务利用差异

收入与照料服务利用究竟呈正相关还是负相关尚没有定论。无论在国内还是国外，老年人的金钱、房屋、有价证券等财产都被证明能够增加子女的照料供给，提升老年人从照料中获得的满足感（Douglas，Andrei and Summers，1986；Perozek，1998；刘二鹏、张奇林，2018）。这种优势源于经济地位较高的老年人更有能力在当下或者早年给予子女更多的健康、教育资源，促进子女为他们提供更多支持（Becker and Tomes，1976；Lillard and Willis，1997）。社会照料往往需要付费，低收入会限制老年人的购买力，因此大部分研究结论支持老年人收入水平越高，使用社会照料服务的可能性越大（Kemper，1992）。然而大部分针对中国农村的研究并不支持老年人收入水平提高会提升家庭照料强度这一结论，合群、责任内化等机制仍然是农村家庭最为核心的照料行为逻辑（Lee and Xiao，1998）。另有研究发现收入差异会造成利用方式的不同，虽然低收入老年人在服务使用量上没有高收入老年人多，但他们的服务使用合约次数（Contract）多于高收入老年人（Bass and Noelker，1987）。彭希哲等人在中国的研究还显示，收入与社会照料服务利用呈“U”相关，受益于救助政策，低收入老年人有更高的社会照料服务利用率，同时得益于支付能力，高收入老年人更有可能利用社会照料服务，中等收入水平老年人则成为使用社会照料最少的群体（彭希哲、宋靓珺、黄剑焜，2017）。一项跨文化研究还发现，收入低的美国墨西哥裔老年人缺乏家庭照料，因此他们比收入高的墨西哥裔老年人使用了更多社会正式照料服务（Choi et al.，2010）。

2. 资源特征与老年照料服务利用差异

大多数研究认为教育可以改变养老观念，提高老年人对养老资源的关注和逻辑判断能力，提高老年人利用社会照料服务的可能性，增进他们利用照料资源的效率（王永梅，2018；陆杰华、张莉，2018）。在国家干预强度较大的国家和地区，研究者们发现教育对意愿有较好的预测，但因制度并没有特别青睐受教育程度较高的老年人，它对利用行为的预测并不稳定，甚至在某些研究中呈现负向关系（Krout，1984；Calsyn and Roades，1994）。老年人个人技能，如拥有驾驶技能、对当地语言的精通、较好的信息获取策略、对养老政策的熟悉等都可以增加老年人获取社会资源的能力，促进他们利用社会照料服务（Calderon - Rosado et al.，2002；Turnpenny and Beadle - brown，2015；刘金华、谭静，2016）。多个研究发现拥有社会保险增加了老年人利用社会照料服务的主观意愿，同时也提升了他们的支付能力，促使更多老年人利用社会照料服务（Casado and Lee，2012；Murphy，Whelan and Normand，2015）。在家庭照料的相关研究中，学者发现拥有社会保险会增加老年人的独立性，从而减少他们对子女的照料依赖（高翔、王三秀，2017）。供给体系和传输差异也是影响服务利用的重要因素，在服务制度相对成熟的南京地区，社区养老服务利用率可达10%，而在服务制度发展缓慢的农村地区则不足3%（李放、王云云，2016；丁志宏、王莉莉，2011），居住在偏远地区的农村老年人和城市老年人相比在服务使用中会面临更多障碍，从而减少了服务利用行为（Carrieri，Novi and Orso，2017）。在制度性资源之外，朋友和邻居等非正式资源也会影响老年人的照料服务利用行为，研究发现他们虽然没有减轻照料者的负担，也没能作为社会照料服务的补充或者替代，但这些关系网络能为老年人提供更多的服务使用信息，促进他们使用服务（Tennstedt，Mckinlay and Sullivan，1989；Mc Grath，Clancy and Kenny，2016）。

3. 家庭特征与老年照料服务利用差异

在家庭特征上，研究显示独居、未婚老年人因缺乏以家庭为主的照料资源，往往成为社会照料服务利用率相对较高的群体（Bilsen et al.，2010）。家庭照料网络会减弱甚至取代社会照料，家庭规模越大，子女数量越多，老年人利用社会照料的可能性越小（黄源协，2005；Stefania，Ricardo and Andrea，2017；Casado，Van Vulpen and Davis，2011）。与之对应，社会服务体系也因为服务利用者有较好的家庭照料资源而不愿意为其提供服务，即正式照料与非正式照料之间是一种相互替代的关系（Greene，1983）。

在人群的对比研究中，学者认为西方家庭是一个很开放的系统，家庭与外在环境有很多的联系与接触，个人碰到困难时也愿意寻求外来的帮助（赵芳，2008），而受亚洲文化影响的家庭倾向于把照料老年人作为义务，较少利用社会照料服务（Moon，Lubben and Villa，1998），甚至有研究认为子女的赡养并不一定与老年人的身体衰退有关，而是基于孝道给予老年人照料（谢桂华，2009）。针对老年人的照料偏好，学者还提出替代的层级假设，有服务需求的老年人选择照料者时会把家人放在优先位置，配偶为先，其次是成年子女，再次是其他亲戚，最后才是社会服务（Shanas，1979）。也有学者从资源互补的角度展开论证，认为更多情况下社会正式照料服务与家庭非正式照料服务同时存在（Stoller and Pugliesi，1988），正式服务会在其所提供的服务之外，为需要协助的老年人链接非正式网络，正式服务的利用又总是会伴随来自家庭的非正式协助，很多时候家人是正式服务利用的使能者和链接者，家人发挥了个案管理的功能，产生照护组合现象。此外，照料者的特征不同也会产生利用差异，女性照料者比男性照料者更多地利用了社区照料服务（Zodikoff，2007），照料者受教育程度越高越有可能利用社会照料服务（Noelker and Bass，1989），子女比配偶更有可能寻求社会帮助（Horowitz，1985）。一般情况下，照料者本身的身体疾病、情绪、自理能力恶化均会增加他们利用社会服务的可能性，而当照料者负担过重或需要兼顾工作，老年人的社会服务使用率又会下降，因为照料者没有信息也没有能力将老年人送去公共服务机构（Noelker and Bass，1989；Bookwala et al.，2004；Lim et al.，2012）。

4. 需要特征与老年照料服务利用差异

一般情况下，健康状况的恶化和身体功能的损伤会提高老年人对家庭和社会照料服务的需要程度，增加服务利用率和强度（Houde，1998；孙意乔、高丽、李树茁，2019）。这些研究中的照料需要促进因素一般包括 ADL、IADL 受损状况、慢性病状况、健康自评状况、认知损伤、住院经历、抑郁、孤独感及其他情绪困扰，当这些问题严重时老年人的照料服务利用率会有所提升（Wallace et al.，1998；郭延通、郝勇，2016）。也有研究显示，体弱和多项疾病虽然提高了老年人使用社区服务的可能性，但在极度体弱和有并发症的痴呆症老年人群体中，认知能力的下降、身体的损伤反会阻碍他们利用一些家庭支持和社区服务（Pezzin，Pollak and Schone，2007；Beeber，Thorpe and Clipp，2008）。年龄在多个研究中被证明是与社会服务利用相关度最高的指标之一，年龄的增加增强了受损的潜在风险和老年人对自身脆弱性的感知，通常服务准入的评估系统也会增加高龄这一要素的权重，因此年龄增长常常会带来家庭和社会照料服务利用的提升（Murphy，Whelan and Normand，2015），同时高龄段老年人使用家庭照料服务的增长率也更高（左冬梅、李树茁、吴正，2014）。也有研究发现高龄老年人比低龄老年人更少使用社会照料，他们更愿意选择家庭照料（张文娟、魏蒙，2014）。研究已经证明女性的平均预期寿命高于男性，但她们在健康和自理能力上表现得更加脆弱，因此比男性更需要来自家庭和社会的照料支持（张文娟、李树茁，2005；Lee and Xiao，1998）。还有研究从社会性别角度发现女性扮演了更为社会化的角色，对周围的人际关系敏感程度更高，因而需要更多来自家庭和社会的支持（Miller and Cafasso，1992）。但另外一些研究从社会结构视角发现了不一样的结论，中国男性老年人长期以来经济地位高于女性，且受“女主内、男主外”传统生活方式的影响，男性老年人比女性老年人更乐于选择社会照料（杜鹏、王永梅，2017）。女性所表达出的照料服务利用需求虽然更高，但实际获得社会照料的数量却少于男性（Katz，Kabeto and Langa，2000）。一些移民研究还发现，华裔美国老年人内部由几个亚群体组成，例如新移民更需要一些与文化适应相关的支持性服务，从中国内地移民的老年人比从香港和台湾迁移的同龄人更少利用社区服务（Lai，2001；Liu，2003；Casado and Lee，2012）。

5. 老年照料体系公平性研究

老年照料体系公平性研究主要集中在公共卫生服务领域，在公平性辨识过程中，健康、年龄、性别是较为常见的需要指标，被认为是造成公共服务获得差异的“合法”要素，收入、职业、教育、环境等资源要素则被认为是“非法”要素（Kakwani，Wagstaff and Doorslaer，1997）。在老年照料领域展开的体系公平性研究屈指可数，它们几乎都聚焦于欧洲国家的长期照料服务，这些研究整体上参照了公共卫生服务对要素类别的界定，将老人的年龄、性别、健康自评、自理能力、疾病数量、精神及认知健康等视为合理要素，将收入、教育、职业、居住区域或家庭结构、身份等作为不合理要素纳入分解方程（Carrieri，Novi and Orso，2017）。研究结论显示，大部分欧洲国家的正式照料服务利用分布对低收入者更有利，这一现象出现的原因在于低收入群体在照料需要上更突出（Stefania，Ricardo and Andrea，2017）。上述结论在按需分配的北欧福利国家最为典型，也有部分欧洲国家因为国家投入不足而让低收入人群面临着利用劣势，尽管他们需要更多，但仍然无法中和资源不足带来的利用劣势（GarcíA – GóMez et al.，2015）。进一步区分照料服务利用内容后，研究者发现服务利用分布在专业性较强和专业性较弱的照料中存在差异，前者的服务利用分布较为公平，后者在市场化程度较高的中欧和南欧国家明显有利于高收入人群（Carrieri，Novi and Orso，2017）。在非正式照料维度，结果较为一致地表明非正式照料服务利用分布更多地集中在了低收入老年人群体中（GarcíA – GóMez et al.，2015），这一特征也减弱了低收入老年人获得正式照料的可能性（Carrieri，Novi and Orso，2017）。针对中国人群照料体系公平性的探究更为少见，目前仅有刘柏惠等人描绘了2005年和2008年时的服务利用分布状况，发现我国的社会照料体系更加有利于高收入家庭老年人，高收入、高教育水平、社会保险等要素通过提升服务利用可能性，强化了高收入老年人在社会照料获得上的优势，需要要素的贡献并不明显（刘柏惠、俞卫、寇恩惠，2012）。

三　研究评述

在理论层面，合作群体、理性交换及权力协商模型为老年照料（特别是家庭照料）利用差异的产生提供了理论指导，它们源于对西方公共政策相关的社会资源再分配分析，从经济学角度描述家庭的资源流动，为国家制定福利政策提供依据。随着社会结构变迁，老年照料相关理论被微观经济学、社会心理学和社会学所关注，将动机、行为认知等特征融入理论，重在描述利用差异现象本身，研究与政策的直接关联有所减弱。健康需求模型集中描述了与收入相关的医疗服务利用差异产生机制，健康既是消费结果，又是个体创造财富的资源，与医疗服务相比，老年照料作为投资资源的可能性不大，因此较少有学者用它来解释照料服务的利用行为逻辑。健康行为理论源于社会心理学，注重探索个体意识与个体行为的关联，该理论在健康行为临床干预研究中较为常见，但较少从公共政策层面关注利用行为。从社会政策视野出发所提出的服务利用行为模型在发现差异的基础上区分了差异的合理性，关注了差异的可变性，模型将研究目标从描述差异转向理解公平性，增强了差异研究与公共政策的关联，拓展后的服务利用行为模型被广泛应用于老年照料研究。在服务利用行为分析基础之上，健康公平理论进一步关注了服务利用差异之间的相关性，旨在帮助政策研究和实践者辨识制度公平性。

在经验层面，收入所导致的照料服务利用差异已经被多次验证，差异程度因照料政策和服务内容而异。需要和资源所造成的行为和状态差异是大部分理论框架所关心的议题，研究通常认为受需要、情感、道德或者制度道德的驱动，体弱多病的老年人能够得到照料体系更多的关注，进而产生可以被接受的照料服务利用过程或结果差异。老年人自身的社会经济资源可以通过权力维系、资源交换等策略帮助他们在照料资源分配中获得优势。家庭或照顾者特征也对老年人照料服务利用产生显著影响，这些要素在正式照料和非正式照料中的作用往往此消彼长，复杂程度远大于医疗服务利用行为。公平性评价研究在社会照料领域开始得到关注，初步验证了需要会增加低收入老年人的照料服务利用强度，资源对收入不同老年人利用行为的贡献因制度差异而变化。整体而言，老年照料服务利用差异及公平性研究主要集中在服务发展较为成熟的国家及地区，中国的养老服务体系还处于追求数量的发展初期，从微观层面探讨老年人社会照料服务利用行为的研究不多，公平性分析更是少见。家庭照料获得的讨论相对丰富，但它常常被当成一种文化或道德议题，旨在解释利益相关者在社会结构变迁中的照料协商、交换、合作、分工、流动等，甚少与公共领域的公平性议题链接起来（张文娟、李树茁，2004a）。通过梳理前人研究，笔者认为学界在中国老年照料体系利用公平性议题上仍有推进空间，具体如下。

第一，在研究内容上，现有中国老年照料研究虽然验证了收入和相关要素导致了照料服务利用差异，但对它们之间的关联探讨不足。换言之，以往的研究聚焦于各个要素对照料服务利用行为的直接影响，而没有进一步探索它们对与收入相关的照料服务利用差异的贡献。社会保障作为调节收入再分配的重要手段，带有明显的道德取向和实践取向，分散的解释性研究难以区分差异合理性，也无法建立起照料服务利用差异与再分配制度之间的关联，从而削弱了研究对中国照料政策的指导意义。

第二，在研究框架上，现有与收入相关的老年照料服务利用差异研究多借鉴公共医疗服务领域分析框架，致力于理解个体差异与收入相关的照料服务利用差异的关系。与照料相比，医疗服务具有不确定性和诱导性消费的特点（Arrow，1963），家庭照料与社会照料的替代关系更为明显，然而特征差异在当下的照料体系公平性分析框架中没有得到足够重视。在个人主义较为盛行的西方国家，家庭养老并没有写入国家法律，这一缺失影响相对较小，但中国有着数千年家庭照料文化传统，《中华人民共和国老年人权益保障法》等法律法规亦在法律层面明确了家庭成员的养老责任（见表1-5），对家庭状况、家庭要素的忽视，无疑会削弱结论对中国老年照料服务利用行为的解释力。

表1-5　家庭照料的重要法律依据

《中华人民共和国宪法》（2018）
第四十九条：婚姻、家庭、母亲和儿童受国家的保护。夫妻双方有实行计划生育的义务。父母有抚养教育未成年子女的义务，成年子女有赡养扶助父母的义务。禁止破坏婚姻自由，禁止虐待老人、妇女和儿童。

续表

《中华人民共和国老年人权益保障法》（2018）

第十三条：老年人养老以居家为基础，家庭成员应当尊重、关心和照料老年人。

第十四条：赡养人应当履行对老年人经济上供养、生活上照料和精神上慰藉的义务，照顾老年人的特殊需要。赡养人是指老年人的子女以及其他依法负有赡养义务的人。赡养人的配偶应当协助赡养人履行赡养义务。

第十五条：赡养人应当使患病的老年人及时得到治疗和护理；对经济困难的老年人，应当提供医疗费用。对生活不能自理的老年人，赡养人应当承担照料责任；不能亲自照料的，可以按照老年人的意愿委托他人或者养老机构等照料。

第二十七条：国家建立健全家庭养老支持政策，鼓励家庭成员与老年人共同生活或者就近居住，为老年人随配偶或者赡养人迁徙提供条件，为家庭成员照料老年人提供帮助。

《中华人民共和国民法典》（2020）

第一千零五十九条：夫妻有相互扶养的义务。需要扶养的一方，在另一方不履行扶养义务时，有要求其给付扶养费的权利。

第一千零六十七条：父母不履行抚养义务的，未成年子女或者不能独立生活的成年子女，有要求父母给付抚养费的权利。成年子女不履行赡养义务的，缺乏劳动能力或者生活困难的父母，有要求成年子女给付赡养费的权利。

第一千零七十四条：有负担能力的祖父母、外祖父母，对于父母已经死亡或者父母无力抚养的未成年孙子女、外孙子女，有抚养的义务。有负担能力的孙子女、外孙子女，对于子女已经死亡或者子女无力赡养的祖父母、外祖父母，有赡养的义务。

第三，在研究视角上，现有老年照料服务利用研究以静态描述为主，缺少纵向变化的比较。过去三十年是中国养老服务体系改革期，特别是进入21世纪以来，我国正式进入老龄化社会（杜鹏，2011），2006年国务院发布《关于加快发展养老服务业意见的通知》，将养老服务纳入国家民生工程，养老服务体系进入快速构建期。养老服务从补缺型到适度普惠型调整，从政府、集体二元供给到社会多元供给，从行政指令式的直接管理到以法治为核心的综合监管，家庭支持、居家社区和机构服务、互助养老、医养服务相结合的服务格局初见雏形（民政部社会福利和慈善事业促进司，2018）。但中国老年照料服务利用行为和体系公平性在这一过程中的变化如何，现有研究还未见充分讨论。

上述研究成果是本研究的基础，探索与收入相关的老年照料服务利用差异形成机制，发展适用于与中国养老政策的分析模型，比较政策变化过程中的机制异同成为本研究持续推进的焦点。接下来笔者将对本书所涉及的核心概念进行界定，然后介绍本书要探索的具体内容和论证方法。

第三节　概念界定

一　老年照料

老年照料。因政策环境和研究目标差异，目前对老年照料的定义并未完全统一。“照护”“介护”“养老服务”“照顾”等名称也常见于不同的政策文本和学术研究之中。世界卫生组织在《建立老年人长期照顾政策的国际共识》中所定义的老年照料是：“由非正式提供照顾者（家庭、朋友或邻居）和专业人士（卫生、社会和其他）开展的系统活动，以确保缺乏生活自理能力的个人能根据个人的优先选择，保持最高可能的生活质量，并享有最大可能的独立性、自主权和人类尊严。”在国内的研究中，彭希哲、宋靓珺、黄剑焜（2017）将概念定义为“向因为意外或衰弱导致失能（生活不能自理）、失智（认知功能障碍）、疾病而不能独立或正常生活的老年人提供连续性、无期限的日常照料与健康护理等各类服务”。邬沧萍（2001）的定义更为广泛，认为老年照料是“老年人由于其生理、心理受损，生活不能自理，因而在一个相对较长的时期，甚至在生命存续期内都需要他人给予的各种帮助的总称”。从上述定义可见，老年照料的内涵外延因研究焦点不同而存在差异，世界卫生组织的定义关注结果，彭希哲和邬沧萍的概念聚焦内容，它们的共同之处在于为老年人提供相关服务，弥补老年人因生理受损所致的自我照料能力不足。

在欧美、日本等相对发达国家，长期护理制度与养老金制度、医疗制度一起，构成人们晚年生活的三大政策支柱，老年人经由评估，确定能力受损而进入照料体系（张盈华，2015），部分学者沿用了这一方式，将老年照料研究对象限定在能力受损老年人群体之中。然而本书并不打算限定于此，原因如下：首先，我国并未建立长期护理制度，没有统一的服务获取认定标准；其次，“补缺”和“发展”没有清晰的分界线，发展性需求虽然并不全然是公共服务需要关心的内容，但它一定程度上也代表了潜在的“补缺”能力，仍然对公共服务公平性研究存有意义；最后，我国照料服务长期以来受行政和文化影响，需要并不是照料服务配置的核心指标，已经有研究指出，出于“成本”考虑，公共服务供给主体会为了避免责任风险而选择自理能力完好的老年人（顾大男、柳玉芝，2006；姜向群、刘妮娜，2014）。理论上，需求为导向的资源分配也应该是公共服务公平性评价的一部分，因此我们有必要将需求要素纳入分析框架，探索它对服务供给的影响力，更为完整地理解中国老年照料体系公平性。借鉴前人定义，结合本书关注点，笔者将老年照料定义为：由正式或非正式系统为老年人提供的日常照料、健康护理及社会支持活动，以弥补老年人自我照料能力的不足，或者改善老年人生命质量。结合我国相关政策和养老服务体系发展相对成熟地区分类惯例（见表1-6），本书中的老年照料具体指家庭照料、机构照料和社区照料。

表1-6 香港老年福利服务体系构成

除了传统的家庭养老，香港的老年服务体系还包括社区支援服务和安老院舍服务。前者即为广义上的社区养老，服务涵盖长者中心服务、社区照顾服务和其他社区支援服务，其中社区照顾服务与本书中的社区照料基本一致。后者由长者宿舍、安老院、护理安老院和护养院组成，是典型的机构照料服务。除了为老年人提供的直接服务外，政府还为照顾者提供护老者支援服务，即给护老者提供资讯、资源和训练，提升他们照顾老人的能力，纾缓他们的照顾压力，使他们能帮助老人继续留在熟悉的居家环境中安享晚年。

社区照顾及支援服务

长者中心服务由长者地区中心（包含长者支援服务队）、长者邻舍中心和长者活动中心为老年人及照顾者提供地区和邻舍层面的社区支援服务，方便老年人及照料者在邻近住所的中心接受多元化的服务，例如个案管理、社区及健康教育、照顾者支援服务、社交及康乐活动、义工发展服务。

社区照顾服务由长者日间护理中心/单位、改善家居及小区照顾服务队、综合家居照顾服务队及家务助理服务队，在体弱及/或有服务需要的老年人所熟悉的家居及小区环境内，为他们提供服务，例如个人照顾、护理、康复训练、社交活动、日间暂托和护老者支持服务。

其他社区支援服务，例如长者卡计划、老有所为活动计划及长者度假中心等，让老年人可以在小区安老、发展潜能和继续贡献社会。

院舍照顾服务

长者宿舍是为能够照顾自己的老年人提供群居的住宿服务，机构为他们举行活动，以及安排人员全日24小时予以支持。

续表

安老院为不能独自在小区中生活，但无需倚赖他人提供起居照顾或护理服务的老年人，提供住宿照顾、膳食及有限度的起居照顾服务。 护理安老院为健康欠佳、身体残疾、认知能力稍为欠佳，但在精神上适合群体生活的老年人，提供住宿照顾、膳食、起居照顾及有限度的护理服务。 护养院为健康欠佳、身体残疾、认知能力欠佳，但在精神上适合群体生活的老年人，提供住宿照顾、膳食、起居照顾、定时的基本医疗和护理服务及社会支持服务。 **护老者支援服务** 由不同的长者及康复服务单位（包括日间及住宿服务）提供，内容有护理技巧训练、提供照顾的知识和数据、互助小组、热线服务、辅导和转介服务等。 提供临时的日间照顾或短暂的住宿服务，让照顾者在有需要时能得到短暂歇息的机会。 提供一般家居照顾服务，包括个人照顾、简单护理、家居清洁、膳食及 洗衣服务等。 综合社会保障援助计划向有经济困难的个人及家庭提供经济援助，以应付生活上的基本需要。 提供辅导服务，协助处理因照顾长者、残疾人士及长期病患者引起的各种情绪、家庭、照顾或人际关系等问题。

资料来源：https://www.swd.gov.hk/tc/index/site_pubsvc/page_elderly/sub_introducti/。

家庭照料。家庭照料是家庭养老的重要组成部分，姚远（2001）从文化角度定义了家庭养老，认为家庭养老是家庭成员承担养老责任的文化模式和运作方式的总称。任德新和楚永生（2014）则从形式上加以限定，认为家庭养老是以家庭为单位，由家庭成员赡养家中老年人的养老方式，内容通常包括经济供养、生活照料和精神慰藉。虽然家庭养老并不仅仅局限于子女，但在大部分的中国家庭养老研究中，它几乎等同于子女照料（石智雷，2015），有学者甚至直接将家庭养老界定为由子女承担责任的一种养老方式（舒奋，2019）。这与中国“反哺式”的家族延续方式有关，现代化进程中的子代赡养行为变化反映了社会变迁，更容易引发学者关注。在数据可得性上，配偶和子女虽然都是家庭照料的主要提供者，但是配偶的照料行为和日常生活行为通常难以被区分。借鉴前人经验，本书中的家庭照料主要指子女和子女的家庭成员为老人提供的各类生活照料。

机构照料。在民政部发布的《养老机构设立许可办法》中，养老机构具体指为老年人提供集中居住和照料服务的法人单位。在中国，提供照料的机构包括社会福利院、敬老院、老年公寓、护理院及临终关怀机构等。使用机构照料通常意味着老人与家庭分离，接受由养老机构提供的住宿和照料服务。随着“去机构化”运动的兴起，机构照料与社区照料的界限日渐模糊，部分研究将社区中的院舍及老年公寓从机构照料中剥离，缩小了机构照料的内涵（祁峰，2010）。结合我国老年照料相关政策和研究焦点，本书将机构照料定义为：养老机构为居住在其院舍的老年人提供的集中居住和系列照料服务。

社区照料。社区照料是居家养老或者社区养老的重要组成部分，虽然“居家为基础、社区为依托”是养老服务体系的核心内容，但居家和社区养老的概念仍未统一，边界有待拟清（丁建定，2013）。《社会养老服务体系建设规划（2011—2015 年）》将居家养老描述为“以上门为主要形式的生活照料、家政服务、康复护理、医疗保健、精神慰藉等”，社区养老是“居家养老的支撑，具有社区日间照料和居家养老支持两类功能”。穆光宗和姚远（1999）以居住方式划分，认为居家养老是一种在家居住、家庭养老和社会养老相结合的养老方式。陈友华（2012）从供给维度加以定义，认为居家养老是社会为居家老年人提供服务的一种形式，服务旨在解决老年人的日常生活困难，服务可由经过专业培训的人员上门提供，也包括日托服务。另有学者从较为狭窄的口径将社区养老等同于社区中机构提供的养老服务（王辅贤，2004）。综合本书的研究焦点和前人的研究经验，本书将社区照料定义为：由政府、社会甚至是市场中的专业和非专业服务人员，为居住在家中的老年人提供的系列照料服务，服务既可以上门提供，也包括中心照料，但不包括家庭成员所提供的照料服务。

家庭照料和机构照料、社区照料之间并不独立，正式与非正式体系之间往往相互配合，形成照顾连续体，共同协助老年人安度晚年。许多研究者对它们的关系展开了论述。

替代模式认为家庭照料和社会照料之间是一种相互替代的关系，一旦老年人接受了正式照料，家人可能会感受到照顾的负担已经由他人承担，从而减少自己给予老年人的照料行为或强度，专业照料者也可能因为老年人已经有家庭照料而不大愿意介入（Greene，1983）。有学者将老年人置于主要的决定角色，提出替代层级假设，认为老人使用社会支持时存在次序偏好，他们会从最亲密接触的初级群体开始选择，当以家属为代表的初级群体不愿意或者无力提供照料时，老年人才会寻找其他正式协助（Cantor，1979）。换言之，老年人获得或者利用何种照料服务受到照料人力储备、资源可用性及可接受性影响。从传统习惯来看，中国老年人需要照料时会优先选择配偶，其次是子女和其他亲属，正式服务被置于最后，往往是一种“不得已”“无可奈何”的考量。

互补模式认为正式照料和非正式照料互相依赖，有互补的作用。该模式认为利用正式服务并不代表非正式照料的减少，正式服务若能得到非正式网络协助，效果会更好，且可以获得更多正面回应（Litwak，1985）。以非正式照料为切入点的代表性观点是服务补充假设，该假设认为非正式照料是照料体系的核心，正式照料附属于家庭照料，只有在非正式照料资源无法满足老人需求时才会被用到，正式照料用于补充非正式照料的不足，非正式照料因正式网络的服务而增强（Stoller and Pugliesi，1988）。以正式照料为切入点，有学者提出服务链接假设，非正式服务是老年人与社会服务间的桥梁，较强的非正式网络可能帮助老年人更多地使用正式服务（Chappell and Blandford，1991）。在一些正式的社会服务项目中，非正式支持（特别是家人）被认为是正式照料的个案管理者（Case managers），社工、护士等专业人员为他们提供相应的技能训练，以更好地整合、运用老年人所需的正式资源（Seltzer，Ivry and Litchfield，1987）。正式服务有时候也会在其所提供的服务之外，为需要协助的老人链接非正式网络，正式服务的利用总是会伴随来自家庭的非正式协助，并产生组合照护现象（Chappell and Blandford，1991）。

职务分工模式认为每个群体发挥的功能与结构特征有关，非正式照料和正式照料根据各自的结构和能力完成不同的任务，共同促进老人福祉。家庭规模小，有较好的持续性，更加容易满足个体较为特殊的需要，并给予快速回应，适合提供非技术性的情绪支持和日常贴身照顾。社会服务稳定性不足，但专业性较好，适合完成需要技术和技巧的工作（如打针、用药咨询、处理伤口等），提供规划性或者结构性的服务（陈燕祯，2018）。二者不是相互替代和互补的，而是在各自擅长的领域完成工作，合理分工避免了照料工作的重叠和彼此干扰，缓解照料不足或者过度照料的问题（Dono et al.，1979）。

二　差异、均等与公平

汉语字典中的“差异”指区别、不同，以及事物内部包含着的没有激化的矛盾。统计学上的“差异”指一群数值彼此相差、离异或者散布的情形。“差异”本身是中性的，无所谓对或者错，应该或不应该。如果人与人之间在权力、物资分配结果上一视同仁、没有差异，从统计数字中直接观测到一致和均衡，便成为一种均等的状态（马超、顾海、孙徐辉，2017）。穆勒曾说：“在许多人眼中，均等是公道的精义。”（夏文斌，2006）然而从公共政策角度来看，无差异或者均等的事情不一定就是公平的。公平涉及伦理和价值，是人类对于社会全体成员相互之间关系的理想安排，是一群人对其他人所处位置或状况的判断，是人们对社会价值、权利义务关系的度量和评价。何为理想安排，权利义务如何，学者们却有着不同的理解。

在平均主义的分配哲学中，公平即为无差异或者绝对平均，平均主义要求社会成员平均地享有社会性财富，主张消灭差别，最大特点是保障符合资格者拥有相等的分配结果，结果相等是评判分配是否合理的核心道德标准。平均主义思想最早形成于原始社会，在漫长的历史发展长河中，平均主义曾经是最高的社会道德准则，也是最具道德感召力的公正理论，孔子的“不患寡而患不均”，儒家的“大同”理想均被认为是平均主义的重要体现。在平均主义的道德哲学中，人类的整体命运具有一致性，人类必须对同类中的弱者进行援助，社会中产生被边缘化阶层不仅关乎贫困者本身，也显示出社会的无能（曾宪玉、廉永杰，2004）。基于此，理论强调公平分配必须体现均等，将超过个人劳动所得的收入或负担在社会中均等地分配是唯一公平的资源分配方式，并认为这种无差别的平等有助于公民个人自信的建立，满足人类表达情感的需要，实现人性中高贵的尊重（张容南，2011）。平均主义虽然遭受众多质疑，但它却是现代福利制度产生的重要源头，作为人类社会的一种客观现象，这种分配哲学在人类面对不确定风险时，加强了人类对自身的保护，维护了社会竞争中的弱者，有利于促进社会结构的均等化和维护社会稳定，在低水平发展的社会中最大程度上维持了人们的基本生存和人类延续。

功利主义以人性为出发点，认为人性在社会生活中具有二元性，既求自保又同情他人，相信人能够做出“达到最大善”的行为。该理论产生于西方自由竞争的市场经济时代，主张实用至善，认为决定行为正确与否的标准在于其结果的实用程度，理论展现了政治家们企图协调利益矛盾、保证经济发展的双重目标。该理论提出者边沁认为，每个公民的满意度之和反映出一个国家的福利，社会分配优劣的标准是社会中个人福利总和的大小，个人福利总和提高，社会分配就具有公正性，公共政策的目标应该是实现最大多数人的最大幸福。依据功利主义道德评价的计算方法，只要大多数人增加的利益之和大于少数人损失的利益之和，就可以牺牲部分人的利益来获得更多人利益的增加（蒋俊生、王庆，2012）。在功利主义分配原则中，效率亦蕴含在公平之中，如果实现最大多数人的最大福利，经济效率必然提高，最高道德得以实现，公平将会带来效率。如果将边际效应纳入考虑，功利主义的分配公平在原则上遵循了平均主义，无论是金钱还是商品或服务，其边际功利是递减的，因此理想的功利最大化分配应当是每个人都得到最后一元钱，所产生快乐是相同的，功利最大化要求和边际功利递减的事实结合后，原则上最公平的分配便是平均主义（姚大志，2012）。

自由主义在公平议题上也提出了自己的观点，该流派源自洛克的“天赋人权”说，主张公民自由、政治自由和有限政府，提倡自由平等的经济政策，认为人的本性是最大限度地提高乐趣，并尽量减少痛苦。亚当·斯密、弗里德里希·哈耶克和罗伯特·诺齐克等都是持自由主义分配观念的学者（丁建定，2009）。亚当·斯密（2005）认为在没有国家干预的情况下，个人追求经济利益，也服务于共同利益，社会福利最大化可以通过个人的自由选择实现。在操作上，他提出按要素分配的思想，认为资本主义国家里的生产资料是私有的，公平的分配是让要素所有者得到使用要素的报酬。哈耶克（1997）的分配哲学更为激进，他追求效率，挑战分配正义，认为人与人之间的差异是正常和合理的，根本不存在公认的分配公正普遍性原则，只有市场分配的结果才是公平的，社会是否公正仅以它实现的市场价值作为评判标准便足够。美国哲学家罗伯特·诺齐克（2008）从人权论角度提出分配公平标准，强调公平的分配应当是个人自由优先、权利至上，基本权利优先于物质利益，基本自由优先于经济福利。在诺齐克所描述的最高道德中，分配公平体现在个人对财产占有的权利能否得到保障，如果所有人对分配在其份下的资源都是有权利的，那么分配就是公正的。理论主要强调公平不能违背人权至上的自由主义精神，不能损害个人权力来照顾少数人，国家只有维护这种公平，才有效率可言。他坚持国家应该保持中立，实行“最小国家原则”，认为政府没有权利强制任何人为社会利益做出牺牲。因此诺齐克分配正义的核心原则由两部分组成：最初获取的正义和以合法手段转让权利的正义（顾肃，2002）。整体而言，古典自由主义的学者们所认可的经济分配方式是尊重市场运行的内在机制，肯定市场在价值创造和财富分配中的作用，让市场成为调节分配利益的主导者，认为公平的分配应当建立在保护个人的自由和财产权基础之上，将形式公平放在公正评价的核心位置，不主张政府提供基于税收筹资的保障社会计划。

马克思虽然没有专门的著作来讨论公平，但在他对不同议题的论述中都可见到其对公平的看法。在对资本主义社会的不公平现象进行批评的基础上，马克思认为社会的公平正义内核应该是“各尽所能，按需分配”，实现人的自由和全面发展。马克思主义的分配哲学以劳动价值论为基础，认为抽象劳动创造商品的价值，具体劳动不创造价值，但是创造使用价值，劳动并不是作为对象，而是作为活动存在，不是作为价值本身，而是作为价值的源泉存在，因为人具有物所不具备的适应人类需求和改造自然的能力，所以财富由劳动者创造，劳动者应当拥有自己劳动所创造价值的分配资格和权利（屈炳祥，2012）。在此基础上马克思进一步阐述了生产与分配的关系：实践活动的历史生产决定了生产方式，生产方式决定生产结构，生产结构决定分配结构。马克思强调起点（禀赋）公平是社会公平的出发点及社会公平问题的根源，人人都能得到全面发展的社会才是一个公平的社会。在分配的规则（程序）上，马克思坚持对所有人一视同仁，强调一切的规则中的社会成员都处于平等的地位，在相同规则下应取得相应劳动报酬。结果公平是起点公平与规则公平的自然发展，解决结果公平问题的根本方法并不在结果公平自身上，应该在起点公平与规则公平辩证统一的基础上来解决结果公平问题（冒佩华，2009）。

罗尔斯是公平正义论述的集大成者，他在《正义论》中阐述了一种继承西方契约论传统、试图代替现行功利主义的正义理论——公平的正义。他在书中写道“正义是社会制度的第一美德，正如真理是思想的第一美德”。罗尔斯（1988）认为“正义是社会制度的首要价值”，是社会的基本善。通过“原初状态”和“无知之幕”的设计，罗尔斯建立起一种指导制度设计的两个根本正义原则：自由优先原则和平等原则。自由优先原则具体指每一个人平等地享有与其他人相容的自由，保护个人的基本权利，如表达权、迁徙权、参与权等；平等原则包括差异原则和公平机会平等原则，前者要求社会差异的安排应保障最少受惠者的最大利益，即只有使得最不得利者拥有最大优势的时候，对平等的偏离才是允许的，公平机会平等要求职务和地位向所有人开放，相比之下，机会平等原则高于差别原则。自由优先原则与平等原则也是有优先次序的，前者高于后者。自由优先原则负责分配的是权利和自由，差别原则负责分配收入和财富，公平机会平等原则负责分配权力和机会。我们可以认为罗尔斯正义观念是在自由主义框架内发展出的道德哲学，但它同时也将社会主义实质平等的某些要素纳入了评价体系，理论的核心概念是平等的自由。在二战后国际形势缓和的背景下，美国经济虽然发展迅速，但也暴露出不少社会问题，罗尔斯所提出的公平哲学无疑是一种新的社会信仰，为当时的福利制度改革提供了方向。

基于各自的哲学基础，学者们对公平的内涵和操作方式展开了阐述，在不同的历史时期，这些理论都曾产生了重要影响。正如上文所述，罗尔斯的正义哲学综合了各方考虑，成为20世纪80年代以来各国政府较为推崇的政策方向，也成为西方国家重建社会和谐背景下的社会正义道德判断标准，在公共服务的分配上亦不例外。在这一正义哲学框架下，公共服务被当成应当公平分配的基本社会物品，其分配需遵循差异原则。Whitehead（1992）专门撰文对此进行讨论，认为并非所有的公共服务分配差异都代表着不合理，将可观察的不均等分为不可避免、可接受的差异和可以避免的、不可接受的差异，后者才是政策中的不公平。1996年世界卫生组织（WHO）和瑞典国际发展组织（SIDA）发出《健康与卫生服务公平性》倡议书，倡议中进一步明确：公平意味着"生存机会的分配以需要为导向"，而不是以"社会特权"为依据(Braveman et al.，1996)。当下欧美学者对公共服务公平性的审视也大多建基于此。

综上，本书将差异定义为统计上直接观测到的分布不均等，出于简洁性考虑，与收入相关的差异状态在本书中被描述为"不均等"。公平则附带了政策的道德判断，本书中的公平评价道德遵循罗尔斯差异原则，认为老年人作为社会的一员，拥有被照料以维持有尊严生存机会的权力。老年照料是一种社会物品，分配应当遵循平等原则，形成对弱者的补偿。结合世界卫生组织的公平分配定义，本书中的公平性具体是指分配以需要为导向，而不是"社会特权"。

三　服务利用

在公共医疗领域，服务利用被定义为人们患病以后通过医疗服务机构进行诊断和治疗的行为（苏晓馨，2012）。由于服务利用是供给体系与需求体系相互作用的结果，因此常被当作预测资源使用和服务体系状况的代理变量，这些状况包括资源和服务体系的可及性、公平性、效率、效果（陈鸣声，2018）。在 Sharma（1980）所提出的四种需要估算的变量中，服务利用也被认为是最能准确呈现服务对象的需求的变量之一。在我国第四次卫生服务调查中，衡量居民医疗服务利用程度的指标包括两周患病就诊率、自我医疗、未就诊率、年住院率、人均住院天数、未住院率等，医疗服务费用也常常被纳入研究内容中。正如服务利用行为模型提出者 Andersen 所述，服务利用一词既可以用于描述治疗性服务，也可以用于探索预防性和照料性服务，只是不同类型的服务在具体预测指标上会有所差异。综上，本书将老年照料服务利用定义为：老年人在供给体系中实际获得照料的一种行为和状态。

第四节　研究思路与方法

一　研究思路

只有对微观个体及家庭照料行为有深入的了解，才能更准确地把握老年照料体系运行状况，助力养老服务政策调整，提升老年人和家庭照料者的生活福祉。正如上文所述，现时微观层面的照料服务利用研究已经展开，但仍有推进空间，本书将按照图 1 - 1 所示步骤展开研究工作。首先，梳理公共服务利用的理论和经验研究，发现研究问题、确定研究目标；然后借鉴经典的公共服务利用及健康公平理论，结合中国老年照料特征，构建老年照料体

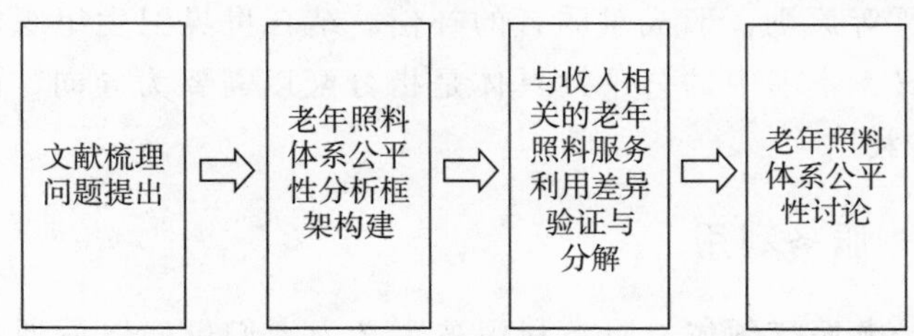

图 1 - 1　老年照料服务体系公平性研究思路

系公平性分析框架；最后，在框架指导下，运用微观调查数据和公平性测量方法，验证养老服务体系快速构建期与收入相关的老年照料服务利用差异及其变动，分解差异构成，进而探讨老年照料体系公平性。

二 研究方法

本书在实证研究范式下展开，从事实材料中发现、记录和解释与收入相关的老年照料服务利用差异，提炼抽象规律及模式。具体运用了调查研究法和比较研究法。

调查研究法。调查法适用于描述性、解释性或者探索性的研究，通常以个体为观察单位。当原始资料数据不可得或难以观察时，研究者可以利用严谨的抽样方式获取有代表性的样本，用样本成员特征反映较大群体特征。调查既可以是直接收集问卷，也包括运用二手数据（巴比，2000）。本书采用二手调查数据，根据相关理论提出验证模型，借鉴卫生经济学和统计学相关计量方法，描述和分解与收入相关的中国老年照料服务利用差异状况，分解差异构成，探讨中国老年照料体系公平性。

比较研究法。比较法与调查法有重叠之处，但又不局限于调查研究。比较法通过对多个现象进行比较来获得对事物的全面认识，提炼事物的共性、差异和背后机制。通过比较，可以帮助研究者透过现象看到本质。比较法方式较为多元，制度内结构比较关注研究对象内部构成差异，横向比较聚焦不同空间地域，纵向比较侧重不同时间阶段（Durkheim，1996）。结合中国养老体系发展阶段，本书展开制度内比较和纵向比较，在描述与收入相关的自理能力差异基础上，从家庭照料、机构照料、社区照料三个类别探索与收入相关的照料服务利用差异，关注它们随时间推移产生的变化。可以说比较是本书贯彻始终的分析视角，它帮助我们理解照料服务利用行为的共性与差异，把握分布的时间变化，提升结论可靠性。

三　研究的理论和现实意义

本书从微观层面描述与收入相关的老年照料服务利用差异及其变化趋势，分解相关要素对差异的贡献，探索中国老年照料体系公平性。对上述议题的探讨有如下理论和现实意义。

从理论上来看，本书借鉴服务利用行为模型和健康公平理论，结合中国社会老年照料特征，构建老年照料体系公平性分析框架，呈现和分解与收入相关的中国老年照料服务利用差异及其变动，探讨老年照料体系公平性问题。拓展后的老年照料服务利用公平性分析框架更加贴近中国老年照料的现实状况，丰富了本土化理论分析视角，所获实证结论增加了学界在中国老年照料服务利用议题上的知识积累和研究深度。

从实践上来看，通过收入再分配改善全民福祉、缩小收入差距是社会保障政策的重要目标。经过近 20 年的快速发展，中国的社会照料已从体系构建期进入结构调整期，作为社会保障体系的重要组成部分，公平性理应纳入制度建设目标。本书聚焦与收入相关的老年照料服务利用差异描述和分解，呈现该类差异的现状、变动与构成，研究结论有助于政府决策部门准确地了解改革过程中的老年照料获益现状，把握经济干预与行政干预之间的关联，为正在开展的养老体系结构调整提供实证依据。

第五节　研究的创新之处

一　拓展中国老年照料服务利用研究深度

在中国老年照料服务利用的研究内容上，以往研究多为直接描述或者验证照料服务利用差异，本书运用分组比较、集中指数和集中曲线图多维度展现与收入相关的老年照料服务利用差异状况，分解不同类型照料服务利用差异对与收入相关的照料服务利用差异的贡献。这一努力将照料服务利用研究从验证差异本身转向分解差异构成，在描述照料服务利用差异存在的基础上，进一步推进研究深度，挖掘了其他照料服务利用差异与收入相关的照料服务利用差异之间的相关性。在中国老年照料服务利用研究深度上的拓展，构成本书在研究内容上的创新。

二　将家庭照料及其特征纳入分析框架

在老年照料体系公平性研究框架上，以往研究多参考医疗服务利用行为特征，从个体视角出发构建分析框架，讨论照料服务利用行为合理性，辨识照料服务体系公平性，忽视或者简化了家庭要素在公共政策中的作用。与照料服务相比，医疗服务具有更大的不确定性和信息不对称等特征，家庭、亲友等非正式体系无法提供替代服务（Arrow，1963；Cauley，1987），由此所发展出来的分析模型忽视家庭照料、简化家庭影响具有合理性。然而在老年照料领域，特别是在中国，家庭照料是一种政策导向和文化传统，即便在社会和家庭结构变迁中有所弱化，但它仍以一种显性或者隐性的方式存在于政策和生活之中，成为个人风险溢出的重要承担者。本书在分析框架中加入家庭照料模块，比较个体视角与家庭视角下的社会照料体系公平性差异。在老年照料体系公平性分析框架上的拓展，构成本书在学科理论上的创新。

三　纳入制度结构和纵向变动比较分析

在与收入相关的老年照料服务利用差异分析视角上，以往研究多从单一照料或静态状况进行探索，本书拟从制度结构和纵向变动视角展开比较。研究在分解与收入相关的照料服务利用差异的基础上，从家庭、机构和社区三个层面分析老年照料体系公平性，结合养老体系发展阶段比较不同年份与收入相关的照料服务利用行为差异。21 世纪后，中国的家庭变迁仍在延续，政策推动下的社会养老经历着重要转型，从家庭一力承担到社会逐步进入，社会养老从特困救助向适度普惠转型，从单一责任到多元供给发展，过程中不同类型老年照料服务利用分布及变动如何，以往研究未能充分探讨。本书期望通过纵向比较，理解政策变化中的老年照料服务利用均等性，获取对中国老年照料体系公平性更为全面的认识。在制度结构和纵向变动上的比较，构成本文在分析视角上的创新。

第六节　本章小结

随着中国人口老龄化和家庭结构核心化，养老服务体系构建已经成为事关老年人生存与尊严的民生工程，为现代社会中的老年人和家庭承担溢出风险，助力国家维持社会稳定，提升民众福祉。过去20年是中国养老服务体系快速构建期，实践及研究界聚焦于搭建体系框架、提升供给总量，较少关注内部差异性。随着体系初步建立，结构调整提上日程，照料体系公平性有必要纳入制度目标。与收入相关的照料服务利用差异研究已广泛应用于医疗服务领域，差异分布体现公共服务体系公平状况。本书沿用这一方法，探索与收入相关的老年照料服务利用差异，期望借此推进老年照料服务利用研究深度，增加照料公平本土知识积累，理解老年照料体系公平现状，助力养老服务政策完善。

在公共服务利用差异形成机制上，学者们从公共管理、社会学及心理学角度提出多种解释。合作群体理论、理性交换理论和权力协商理论关注服务资源分配机制，健康需要模型从经济学视角探索收入、健康与服务之间的投入产出关系，健康行为理论聚焦服务利用的个体心理机制。服务利用行为模型在呈现差异基础上，从公共政策视野出发评价了差异的合理性、关注了要素的可变性。健康公平理论则聚焦与收入相关的服务利用差异，帮助政策研究和实践者辨识制度公平性。在老年照料服务利用差异实证经验上，研究已经证实了收入水平、资源特征、家庭特征、需要特征与服务利用差异的相关性，关联强度及方向因制度和文化差异而不同。一般来说，体弱多病的老年人需求更大，家庭或者制度倾向于给予他们更多的照料时间；社会经济资源丰富的人群则通过权力维系、资源交换等策略获得照料优势。与公共医疗服务不同，家庭或照顾者特征对老年照料服务利用行为作用明显，作用方向和强度差异较大。整体上，照料服务利用差异研究聚焦于长期照料体系发展相对成熟的国家和地区，从公共政策视角探索中国老年照料服务利用差异的研究仍有推进空间，主要表现为：以往针对中国人群的老年照料服务利用差异研究多以单一和分散的形式呈现，不同要素所致照料服务利用差异之间的相关性还有待进一步挖掘；源于医疗服务的体系公平性分析模型忽视照料的家庭属性，家庭照料服务利用公平性未能充分展现，家庭特征对与收入相关的照料服务利用差异的贡献未被充分讨论；以往研究对与收入相关的照料服务利用差异构成及时间变动探索不足。鉴于此，我们有必要在现有研究基础上，根据中国的老年照料特征拓展理论框架，更为深入和全面地展现中国老年照料体系公平性。

在前人研究基础上，本书将运用调查研究和比较研究的方法，构建适用于中国老年照料体系公平性的分析框架，运用调查数据验证、分解和比较与收入相关的老年照料服务利用差异，进而讨论中国老年照料体系公平性。从理论上来看，研究拓展了公共服务利用分析框架，丰富了本土化理论分析视角，增加了中国老年照料服务利用研究知识积累。从实践上来看，研究呈现收入相关的老年照料服务利用差异状况，探讨老年照料体系公平性及其改善策略，助力养老体系结构调整。与以往研究相比，本书具有如下创新点：内容上探索相关要素与收入相关的服务利用差异关系，推进老年照料服务利用研究深度；理论上重视家庭及家庭特征，拓展公共服务公平性分析框架；视角上纳入制度结构和纵向变化比较，探索照料体系公平性整体规律。

第二章　理论框架与验证策略

在与收入相关的老年照料服务利用差异议题上，如何遵循公平性研究范式，将研究的目标转化为具体的研究问题和验证策略；如何改进现有老年照料体系公平性分析框架，贴近中国老年照料服务利用行为逻辑，是本书研究的关键之处。本章将对此展开论述。按照经验研究的一般范式，本章先阐述形成研究分析框架的指导理论，在理论和中国老年照料特点的基础上构建分析框架，接着介绍用于验证分析框架的计量方法，最后呈现用于验证分析框架的数据概况和变量定义。

第一节　理论基础

一　服务利用行为模型

Andersen 基于系统学提出了服务利用行为模型（见图 2－1）。经过四个阶段的发展，模型已将环境因素、机构因素、个人特征和利用结果都纳入其中（王懿俏、闻德亮、任苒，2017）。模型创建之初主要用于解释公共医疗服务的利用，后来不断被其他领域的研究者所运用和扩展。模型中个人特征的分析最早被提出，应用也最为广泛，对医疗服务利用行为的解释力在 9%～27%（Wan and Arling，1983）。个人特征部分的假设也是本书验证老年照料服务利用差异的主要指导理论之一，框架将导致微观行为差异的个体特征分为三类：倾向性特征、资源特征和需要特征（见图 2－2）（Andersen and Newman，1973）。下面我们将详细叙述该部分的理论假设。

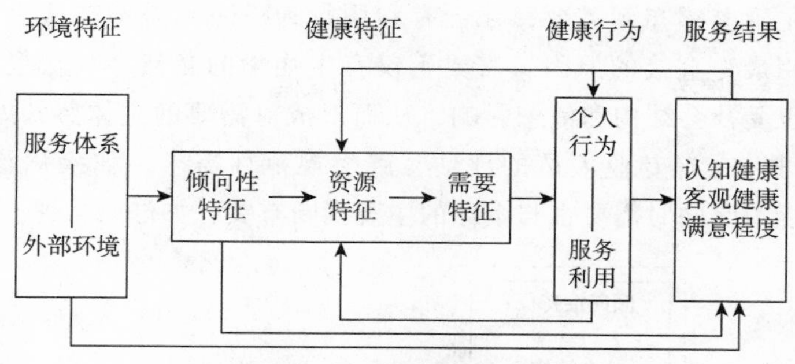

图 2-1　服务利用行为模型

倾向性特征：理论模型中的倾向性特征并不直接影响服务利用，但可以作为链接资源、需要和利用的桥梁。倾向性特征包括人口学特征、社会结构和信念。人口学特征包括年龄、性别等，疾病的数量、类型与年龄密切相关，这些差异会导致他们有不同的服务利用行为。以往的疾病也可以视情况纳入倾向性特征范畴，因为它们会影响人们未来的服务利用行为。社会结构是指一个人所处的社会地位，常用指标包括个体的受教育程度、监护人的职业等。这些通常会关系到个体有怎样的生活方式，从而预测人们的服务利用行为模式。在实际利用时，不少研究者也会根据研究焦点，将社会结构要素纳入资源特征之中（王莉莉，2014）。信念是指个体对于健康和服务的态度、价值观和认知。与前两类特征类似，信念虽然不是直接决定利用行为，但是会造成利用行为的差异。例如，一个相信社会照料的家庭通常会比不相信社会照料的家庭利用更多服务。

资源特征：帮助有利用倾向和需要的个体真正接受服务，即个体可以利用资源或者身份换取他所需要的服务。模型中的促成特征也包括三个方面的内容：个人资源、家庭资源和社区资源。个人资源包括个人的收入、保险和第三方支付资格。家庭资源包括家庭的收入及成员支持程度等。社区资源包括社区中的设施和人员，如果社区中的资源足够丰富，那么利用社区养老服务的比例就会有所上升。

需要特征：在倾向性特征和资源特征满足的前提下，个体需要从主观上感知到需要，才会有利用行为，因此需要被认为是个体利用最为直接的原因。需要不仅有生物学的必然性，在很大程度上也受社会结构和信念影响，从而形成对需要的主体感知差异。需要可以来自专业人员的评估，产生规范性需求，如疾病诊断、自理能力。同时需要也与个体的主观判断有关，如健康自评。

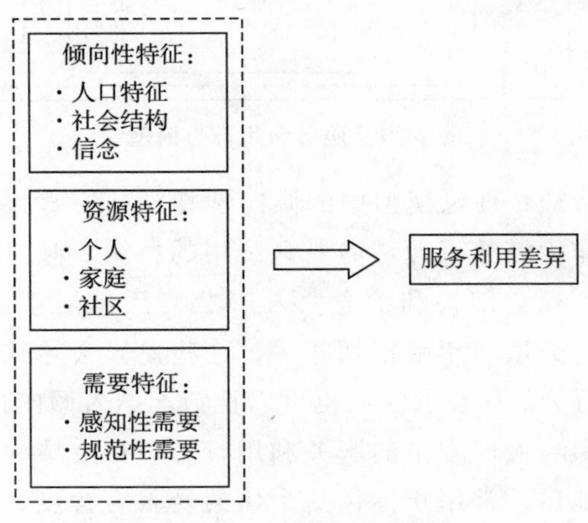

图 2－2　服务利用行为模型

用模型分析个体特征是为了促成更为公平和可及的公共服务，认为较为公平的状况是人口特征和需要特征所带来的服务利用差异明显，而社会结构、信念和资源所带来的服务利用差异甚微，但因为分析目的和服务类型不同，这一划分并不绝对。在政策提升的途径上，理论认为模型中的变量在政策调整中并不等价，人口因素和社会地位的可变性较低，资源特征的可变性较高，信念的可变性居中。例如，我们认为人口因素带来了不公平，但通过改变人口结构来提升公平的做法并不容易，通过调节可变性较高的收入来促进公平是较为可行的做法。

不同特征之间存在交互作用的可能性。例如，健康保险福利的影响因疾病水平的不同而有很大差异：对于体弱的人来说，无论有没有保险都会利用服务；而对于健康的人来说，保险会促进他们更多利用服务。因此，我们需要在不同健康状况的人群中制定不同的政策调整方案。分析单位的差异也会影响利用行为的决定因素。例如，分析个体是否接受服务，个体的特征会比较重要，但分析个体接受服务的数量时，医疗服务体系本身的特点将起到决定性作用。从事件发展的角度，个体也可能在不同阶段利用不同的服务，其决定要素亦会在不同阶段产生差异。简言之，理论提出者认为，该框架最大化定义了服务利用的主要决定因素，再去寻找新的解释变量进行扩充的可能性并不大，但是独立变量在不同事件上的相对重要性和发展路径，是模型应用的重要方向。

二　健康公平理论

历史上不同思想家都讨论过公共物品的分配哲学，但对健康公平理论影响最为深远的当属罗尔斯的机会平等哲学思想。罗尔斯认为，正义应该作为社会制度建构的首要道德。在社会总福利层面，他提出“社会基本善”和“正义原则”。前者关心政治和权力，是对功利主义“大多数人最大利益”观点的批判，认为所有的基本社会物品（自由与机会、收入与财富等）都应该被平等地分配；后者关心经济和社会利益如何分配，包括自由优先和平等原则。在平等原则里，罗尔斯强调社会差异的安排应该符合社会上最小受惠者的最大利益（罗尔斯，1988），即社会物品分配允许偏移，但偏移要对社会中的弱者形成补偿。罗尔斯的机会平等哲学为平等分配公共服务资源和基于合理需要的差异化配置提供了理论基础。

丹尼尔斯进一步将上述两个原则应用于公共健康分析，提出了医疗保健公正论。丹尼尔斯认为，医疗卫生服务能够促进人们拥有正常的功能，是保障机会平等的重要手段，具有不可忽视的道德意义，应归属于社会物品范畴，需要保证其公平性。丹尼尔斯同时认为，政府不能仅仅关注医疗保健本身的提升，因为国家财富的提升也未必能带来整体国民健康水平的增加，文化、社会组织、政府、社会分配等社会因素对健康的影响更加明显（参见张艳梅，2007）。随后 Whithead 提出了促进健康公平的政策方向：公平意味着创造平等的健康机会，降低健康差异。他同时认为差异总是会存在的，并非所有差异都代表不公平，政策需要对差异有所辨识，只有那些可避免和“不合法”的差异才能称其为不公平（Whitehead，1992）。20 世纪 90 年代，随着西方国家危机解除，政府重建促进社会和谐的社会福利制度（丁建定，2009）。这一概念很快被 WTO 欧洲区采纳，并成为政策制定者较为常用的指导理论。1996 年世界卫生组织（WHO）和瑞典国际发展组织（SIDA）发出《健康与卫生服务公平性》倡议书，书中指出：“公平”不同于“平等”，公共卫生领域的公平意味着“生存机会的分配以需要为导向”，而不是以“社会特权”为依据（Braveman et al.，1996）。

健康公平的概念在人们的争论下越来越趋于一致，不少学者也着力于操作层面的推进。Donaldson 和 Gerard（1993）提出水平公平和垂直公平，前者强调相同的卫生服务需要应获得相同的卫生服务，后者指为状态不同的个体提供不同服务。由于垂直公平测量不易，水平公平成为目前应用最为广泛的评价方式。在指标选择上，多数学者认为公平应该是健康状态，也有学者认为公平应该是健康服务（刘宝、胡善联，2002）。Wagstaff 和 Doorslaer 是将健康公平理论进一步操作化的里程碑式学者。他们提出健康公平应该是根据支付能力筹资，根据需求分配服务。依据此原则，他们围绕与收入相关的分布差异，发展出了三个层面的评价准则（见图 2－3）：筹资领域的公平，遵循支付能力原则，即有同等支付能力的人有同等的支付，支付能力不同的人有不同的支付；服务利用领域的公平，遵循按需分配原则，即相同服务需要应该获得相同服务，不同的服务需要应该获得不同服务；健康状况公平也被认为是服务系统的产出（需要）公平，即不同社会人群的健康水平相同（Wagstaff and Doorslaer，2000）。它常常与服务利用和筹资公平一起呈现，作为上述两个类别差异形成的原因或者结果。

与健康不平等理论同时发展的还有计量方法，Wagstaff 提出了五种度量方法。它们包括极差法、洛伦兹曲线和基尼系数、差异指数、不平等斜率指数和相对指数、集中曲线和集中指数，其中不平等斜率指数和相对指数、集中曲线和集中指数对社会经济相关分布差异敏感（O'Donnell et al.，2008）。

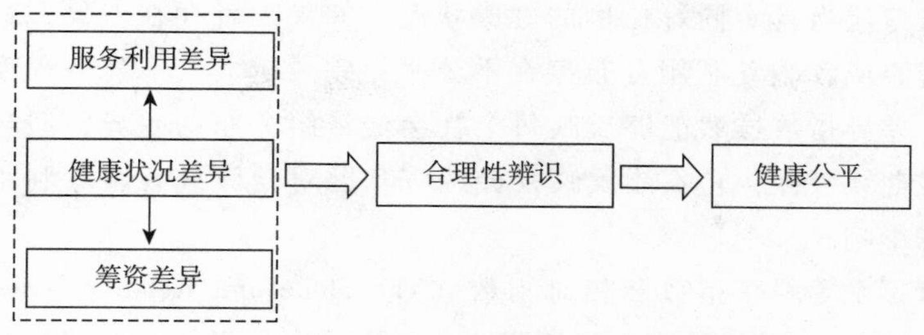

图 2-3　健康公平理论

极差法（Range）将人群按照社会经济状况分组，比较最低组和最高组之间的健康或服务利用差异，从而获得健康或服务利用分布的不均等性。该方法的优点是简单明了，能够直接用于比较不同社会经济状况人群的健康差异；缺点是仅仅反映了最高组和最低组之间的极端差异，中间阶层被忽视，也未能考虑比较组之间样本大小的变化。

洛伦兹曲线（Lorenz Curve）。该曲线最初用来描述收入分配差异，是一个国家或地区“以最贫穷的人口计算起一直到最富有人口”的人口百分比对应各个人口百分比的收入百分比点组成的曲线。应用到公共服务领域，该曲线表示健康或者服务的分布状况。洛伦兹曲线向下弯曲程度越大，表示分配越不均等，反之则表示分配接近均等。在洛伦兹曲线的基础上，意大利统计学家基尼拟合出公平线与洛伦兹曲线之间的面积与公平线下的面积的比值，即为基尼系数。该系数取值范围在 0 和 1 之间，0 表示分布绝对均衡，1 表示绝对不均衡，此时洛伦兹曲线与正方形两边重合。洛伦兹曲线关注到所有人群，避免了极差法对中间层的忽视，图形简单明了。基尼系数用一个量值表示健康或者服务获得公平状况，而且可直接比较。这两个指标在公共服务领域现被广泛用来评价资源配置公平，但是不能观察到社会经济状况在其中的作用。

差异指数（The Index of Dissimilarity）。该方法通过计算每个层次人群的健康或服务利用比例和人口比例的差异，揭示收入不均等造成的健康或服务利用不均等状况。差异指数法假定一定比例的人口应当具有同等比例的健康状况，如果二者存在差异，就表明健康或者服务利用分布存在不公平，差异越大，不公平程度越高。差异指数虽然能够反映每个社会经济组分布的差异，但与洛伦兹曲线一样，它不能反映社会经济状况对健康或者服务利用分布的影响。

不平等斜率指数及相对指数（The Slope and Relative Index of Inequality）。该方法将人群按照社会经济因素分组，并按照社会经济状况排序，计算每个组对应的健康或服务利用水平平均值，绘制图形。每个直方图的高度表示健康或利用水平的平均值，宽度表示该组人口在总人口中的比例。横轴上，每个条形图的中点表示每组人群的相对收入排序。每一直方图顶层中点的观察值连接起来，所得直线斜率即为不平等斜率指数（SII）。它表示各组的健康及服务状况与对应社会经济组的次序关系。相对平等指数（RII）与不平等斜率指数相同，即 RII = SII/平均健康或服务利用水平。SII 体现按照社会经济状况分组后，从最差组到最好组的健康或服务利用水平改变过程，SII 绝对值越小，均等性越好。不平等斜率指数对社会经济因素所致不均等具有敏感性。

集中曲线和集中指数（Concentration Curve and Concentration Index）。集中曲线由洛伦兹曲线发展而来，是展示照料能力或利用在不同社会经济状况人群之间分布的直观方法。横轴是个体经济状况由低到高排序的人口累计百分比，纵轴是照料能力或利用相关指标累计百分比，各个点连接后形成集中曲线，如果目标变量分布有利于低收入群体，集中曲线向上凸起，反之则向下凸起。集中指数（简称 CI）等于绝对公平线和集中曲线之间面积的两倍，取值范围在 -1 和 1 之间。当集中曲线位于绝对公平线下方时，集中指数大于 0，存在亲高收入群体的分布不均等，目标变量更多地发生在收入相对较高的老年人群体中，反之则表示目标变量更多地发生在收入相对较低的老年人群中。

除此之外，双变量或者多变量分析也可用于探索健康和服务在不同收入阶层人群间的状况，检验社会经济相关健康和服务利用差异（Wagstaff，Paci，and Doorslaer，1991）。在社会经济相关的均等性测量中，Wagstaff 等人提出的集中指数应用最为广泛。该方法以与收入相关的健康状况、医疗利用或筹资差异为核心，直观展现分布差异（Wagstaff，Doorslaer，and Paci，1989），同时还能通过集中指数和集中指数变动分解法解释差异和变动构成（Wagstaff，Doorslaer，and Watanabe，2001）。在构成要素中，学者们较为一致地认为需要所带来的健康或服务利用差异是合理的，需要一般包括性别、年龄及健康状况等，女性和男性所患疾病有所差异，年轻人与老年人的治疗方案有所不同，健康状况不同服务选择存在差异。资源带来健康或服务利用差异是不合理的，其中收入、受教育程度及职业等常常是“不合理”要素的代理指标（谢小平等，2007）。集中指数及其分解法是本书的主要计量方法，我们将在验证策略部分详细介绍，此处不再赘述。

第二节　分析框架

一　老年照料体系公平性分析框架介绍

本文结合服务利用行为模型、健康公平理论和中国老年照料特征构建分析框架。虽然服务利用行为模型、健康公平理论已为学界所广泛接受，并在医疗服务利用领域发展出丰富的实证模型，但是在老年照料体系公平性议题上，如何将二者融合并转化为本书的理论问题，如何根据理论问题选择分析维度和测量方法验证与收入相关的老年照料服务利用差异，构建合适且简洁的实证模型是本书的重点和难点。在模型构建上，服务利用行为模型是本书影响要素选择和分类的理论基础，健康公平理论及其测量方法是本书探索与收入相关的老年照料服务利用差异的主要依据，中国老年照料政策特征则是模型拓展的重要参照，老年照料体系公平性分析框架如图 2－4 所示。

分析将从自我照料能力、家庭照料服务利用、机构照料服务利用和社区照料服务利用四个类别描述与收入相关的老年照料服务利用差异，验证资源要素、家庭要素、需要（人口）要素对照

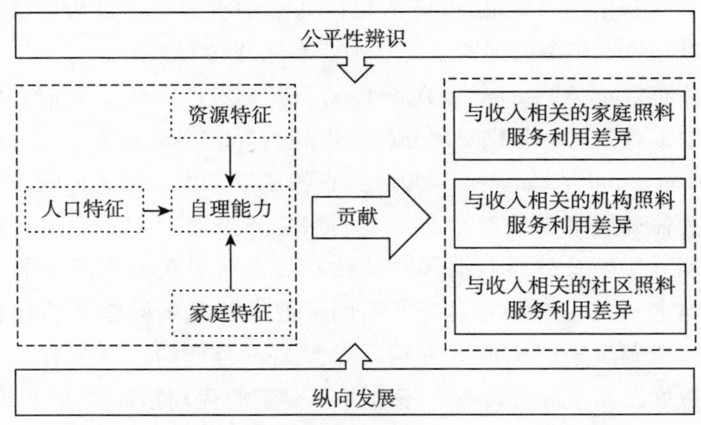

图 2－4　老年照料体系公平性分析框架

料能力和照料服务利用的影响，探索各要素对与收入相关的照料能力和服务利用差异的贡献，比较维度差异，提炼变动规律，探讨老年照料体系公平性。需要说明的是，虽然照料服务利用是本书研究的主要关注点，但自我照料能力是服务利用的前提和基础，因此本书将其置于服务利用差异分析之前，以期更为全面地理解老年人福利状况。

二　老年照料体系公平性分析框架特点

首先，本书借鉴健康公平理论，多视角呈现与收入相关的老年照料服务利用差异，探索内部规律，比较内部差异。基于理论，筹资、利用和健康状况是健康公平研究的基本分析维度（时黎、张开宁、姜润生，2003）。基于实践，家庭、机构和社区是老年照料的常见分类指标，以家庭为基础、社区为依托、机构为补充是我国养老体系建设的基本框架。本书结合理论和实践，以与收入相关的老年照料为焦点，从家庭照料服务利用、机构照料服务利用和社区照料服务利用三个类别呈现差异状况。需要说明的是，健康状况属性在以往的研究中随着研究目标的差异而有所不同。它既可能是照料服务利用的需要，也可能是照料服务利用的产出，常常与服务利用一同进入分析模型。老年照料服务利用的相关状态指向自理能力，考虑到这一能力与疾病相比的不可逆性，其作为照料服务利用需要状态的可能性更大，因此我们将其放在利用分析之前。简言之，本书将借鉴利用行为和公平理论分析框架，以与收入相关的老年照料服务利用为核心，从自理能力、家庭照料服务利用、机构照料服务利用和社区照料服务利用四个类别呈现不平等状况，以期比较差异、提炼共性。

其次，本书借鉴公共服务利用研究的经典分类维度，分解需要和资源特征对与收入相关的老年照料服务利用及其差异的影响，进而理解照料体系公平性。根据健康公平的评价原则，照料差异是绝对的，而公平则是相对的，并非所有差异均代表不公平，需要通过要素分解辨识公平性。框架的解释变量包含资源特征和需要特征，前者被认为是导致利用差异产生的不合理要素，后者则被认为是合理要素。在资源特征上，社会经济地位是服务利用实证研究经久不衰的探索主题，研究中最常见衡量社会经济地位的指标包括受教育程度、收入水平以及职业地位（Adler et al.，1994），其中可变性较高的收入被认为是最为重要的指标之一（侯剑平，2007）。除了社会经济地位，政策研究者也关心制度所带来的照料差异，例如长期护理保险制度、社区资源可及性等。长期以来的城乡二元结构和经济发展区域不平衡导致财政支付转移力度不同，养老服务供给力和可及性呈现出城乡和区域差异。综上所述，我们将收入、受教育程度和退休前职业地位作为个体社会经济地位的代理变量，将城乡和区域作为照料制度差异的代理变量。此外，为了理解现有社会保障制度与照料之间的关系，我们也将养老保障和医疗保障作为资源变量纳入分析模型。在需要特征上，模型纳入自理能力、性别和年龄。自理能力是国际上较为通用的照料需要评估指标（彭希哲、宋靓珺、黄剑焜，2017），性别、年龄在服务利用行为模型中被归为人口要素或者倾向性特征（彭希哲、宋靓珺、黄剑焜，2017），但在健康公平理论的分析框架中，它们常常被归为需要要素（谢小平等，2007）。鉴于本书更关心照料利用公平，我们将其作为需要特征纳入分析模型。这些变量的验证和分解，可以较为全面地理解中国老年人的资源特征、需要特征和与收入相关的照料服务利用差异的相关性，与前人研究形成对话。

再次，本书依据中国老年照料体系特征，纳入家庭照料和家庭特征模块，贴近中国的老年照料体系状况和行为逻辑。与西方“接力”式的养老模式相比，中国家庭以血缘伦理为纽带，以儒家文化为约束，以世代同堂为支撑，传统社会中的中国老年人可以受到家庭子女“反哺式”的尊敬和奉养（费孝通，1982），长久以来它仅仅被当成一种私人领域的道德或文化问题。随着家庭结构变迁和福利理念转型，随着《中华人民共和国老年人权益保障法》将子女对老年人的责任写入国家法律，随着众多养老政策将空巢、独居等家庭特征作为公共服务提供的准入标准，家庭养老便已不仅仅是私人领域的关怀或者情感问题，而应视为社会责任的分担主体，纳入政策分析框架之中。特别是在西方国家为不堪沉重的社会照料支出寻找新出路的背景下，家庭在照料体系的位置亟待被探索，其公平性也需要被理解。在家庭影响要素中，以往研究表明配偶和子女是家庭照料供给的核心主体，居住结构直接关系到照料提供的形态和成本，均会影响家庭照料，进而改变社会照料，这也是政策评估将孤寡、空巢写入重点对象的直接原因（Kwong，2003）。在本书中，我们将家庭照料服务利用作为核心目标变量，将配偶状况、子女数量和与子女同住状况作为与家庭特征、与需要特征和资源特征一同纳入老年照料体系公平性分析框架，拓展后的模型突出了家庭的重要性，更加符合中国老年人的照料体系现状。

最后，本书基于照料体系发展阶段，考察与收入相关的老年照料服务利用差异的动态性。2006 年底民政部部长提出构建养老体系，同年《关于加快发展养老服务业意见的通知》发出，重申体系构建，中国养老服务体系从此正式进入快速构建期（董红亚，2010）。2016 年《国务院办公厅关于全面放开养老服务市场提升养老服务质量的若干意见》指出“养老服务体系已经基本建立”。我们认为在社会变迁和政策推动下，老年照料行为逻辑并非一成不变。从理论上来说，随着社会及市场加入照料领域，公共领域照料服务利用率提升的同时与收入相关的老年照料服务利用差异可能加剧，也就是说，服务总量提升所带给老年人的福利获益并不均衡，对家庭照料的影响也会不同。这种动态轨迹在理论中经常被假设，却很少被验证。结合数据特征，本书试图利用 2005 年和 2014 年数据，以实证的方式比较养老体系构建前后与收入相关的老年照料服务利用差异及内部构成。

第三节　分析方法

一　描述性和相关性分析

本书使用百分比描述分类变量分布特征，包括老年人在不同年份的机构照料服务利用和社区照料服务利用、受教育程度、退休前职业地位、区域、城乡、养老保障、医疗保障、配偶状况、居住安排、性别、年龄、日常生活能力、社会活动能力、健康自评状况。用均值和标准差描述连续变量分布特征，包括不同年份老年人的家庭照料服务利用、经济水平和子女数量。

对于连续变量，例如家庭照料服务利用水平的影响分析，本书构建多元线性回归（OLS）模型进行探索。对于二分变量，例如机构照料服务利用和社区照料服务利用可能性的影响分析，本书构建二元逻辑斯蒂回归（Binary Logit）模型进行探索。由于人群中利用了机构照料服务的老年人比例远低于 5%，为了验证可能出现的“稀有性事件”偏误（King and Zeng，2001），本书还在机构照料服务利用部分构建了 clog - log 模型。该模型利用非对称的极值分布进行估算，该极值分布左偏，事件发生概率 P 趋近于 1 的速度快于趋近于 0 的速度，修正了 Logit 分布在“稀有性事件”拟合上的可能偏差（王存同，2017）。clog - log 模型的估计主要用于验证二元逻辑斯蒂回归模型中各个解释变量系数的稳定性。

二　公平性测量与分解

鉴于集中曲线和集中指数对社会经济相关分布不均等的敏感性和应用的广泛性，本书使用集中曲线和集中指数测量与收入相关的老年照料服务利用差异。如上文所述，集中曲线较为直观地展示照料能力或服务利用在不同收入人群之间的分布，集中曲线向上凸起，表示目标变量更多地分布在低收入人群中；集中曲线向下凸起，则表示目标变量更多地分布在高收入人群中。集中指数根据集中曲线计算而来，是分布均等性评价指标，取值范围在-1和1之间，集中指数大于0，存在亲高收入群体的分布不均等，反之，则更多地发生在低收入人群中。根据集中曲线的定义，学者们推导出的计算公式如下：

$$CI = \frac{2}{\mu}\operatorname{cov}(h_i, R_i) \tag{1}$$

其中 μ 是照料能力或服务利用均值，h_i 是样本 i 的照料能力或服务利用状况，R_i 是样本 i 在收入横轴上的排序（Wagstaff, Doorslaer, and Paci, 1989）。

要辨识照料能力或照料体系公平性，我们需要对集中指数进行分解，区分合理与不合理要素贡献。集中指数分解可以将与收入相关的整体照料能力或服务利用差异分解为各个相关要素对差异的贡献，估计各个要素贡献所占比例。Wagstaff、Doorslaer 和 Watanabe（2001）将分解过程分为两个部分，首先构建回归模型，估计解释变量对目标变量的影响系数，然后计算各个解释变量的弹性系数和集中指数，前者表示解释变量每变化一个单位所引起的目标变量变化，后者表示收入在解释变量上的分布。如目标变量为连续变量，可根据公式（2）计算各个解释变量对照料能力或服务利用差异贡献之和。如目标为二分类变量，公式（2）仍然能够估计贡献值，但有产生异方差误差的风险。根据 Doorslear、Koolman 和 Jones（2004）的建议，目标变量为二分变量时，可以通过连接函数来转化模型，先构建非线性回归模型，然后根据公式（3）计算各个解释变量对与收入相关的照料服务利用差异贡献之和。

$$\mathrm{C} = \sum_k \left(\frac{\beta_k \bar{x}_k}{\mu}\right) C_k + \frac{GC_\varepsilon}{\mu} \tag{2}$$

$$\mathrm{C} = \sum_k \left(\frac{\beta_k^m \bar{x}_k}{\mu}\right) C_k + \frac{GC_\varepsilon}{\mu} \tag{3}$$

公式（2）和（3）中，β_k、$\overline{x}_k$、C_k 分别为第 k 个解释变量的回归系数、均值和集中系数。$\frac{\beta_k \overline{x}_k}{\mu}$ 表示第 k 解释变量 x_k 对目标变量的弹性系数，该弹性系数与 C_k 相乘则可计算出该变量对与收入相关的照料能力或服务利用差异的贡献，具体指控制其他相关变量后，解释变量 k 为照料唯一影响因素时对差异的作用方向和大小。GC_ε 为误差项的广义集中指数，$\frac{GC_\varepsilon}{\mu}$ 是回归模型未能解释的残余贡献。公式（3）与公式（2）基本相同，唯一不同之处在于公式（3）中的 β_k^m 代表第 k 个解释变量取平均值时的偏效应。

为了进一步理解与收入相关的照料能力或服务利用差异变化和变化组成，在所推导的集中指数分解公式（2）和公式（3）基础上，我们还运用 Oaxaca（1973）所提出的差异分解方法对贡献变动进行分解，分解公式如下：

$$\Delta C = \sum_k \eta_{kt}(C_{kt} - C_{kt-1}) + \sum_k C_{kt-1}(\eta_{kt} - \eta_{kt-1}) + \Delta\left(\frac{GC_{\varepsilon t}}{\mu_t}\right) \quad (4)$$

此方法将集中指数的变化进一步分解成解释变量的弹性系数变化（$\Delta\eta \times C$）和集中指数变化（$\Delta C \times \eta$）所产生的贡献变动，前者表示解释变量与目标变量相关性变化所带来的变量贡献变动，后者表示收入在解释变量上的分布变化所带来的变量贡献变动，$\Delta\left(\frac{GC_{\varepsilon t}}{\mu_t}\right)$ 代表变量不能解释的随机变化。

第四节　数据与变量

一　数据选择与介绍

本书将使用“中国老年健康影响因素跟踪调查”（CLHLS）2005 年和 2014 年数据，探索家庭照料服务利用和机构照料体系公平性及其变化。遗憾的是，该数据没有收集社区照料服务利用的情况。从上文的介绍可知，无论从国际经验还是政策体系来看，社区照料都是老年照料体系不可或缺的组成部分。为了弥补主要数据在这一变量上的缺失，我们使用“中国老年社会追踪基线调查”（CLASS）2014 年数据进行补充，探索社区照料体系公平性。下面我们就上述两个数据情况做简要介绍。

“中国老年健康影响因素跟踪调查”（CLHLS）由北京大学健康老龄与发展研究中心、中国疾控中心合作完成。该调查始于 1998 年，随后的追踪调查分别在 2000 年、2002 年、2005 年、2008 年、2011 年、2014 年进行。调查最初仅关注 80 岁及以上高龄老年人，因此也被称为“中国高龄老人健康长寿影响因素研究”，2002 年后样本扩大至 65 岁及以上老年人群体，同时调查项目更名为“中国老年健康影响因素跟踪调查”。问卷内容涉及社会经济背景、家庭结构、健康状况、医疗及照料状况、社会活动等 90 多个问题共 180 多个子项。调查样本涵盖 23 个省（区、市），包括上海、江苏、浙江、安徽、福建、海南辽宁、吉林、黑龙江、河北、北京、天津、山西、陕西、江西、山东、河南、湖北、湖南、广东、广西、四川、重庆抽样地区人口约占全国人口的 85%。

CLHLS 采用多阶段不等比例目标随机抽样方法，避免样本高度集中在相对较低的年龄段及女性老年人群体。在 1998 年的基线调查中，研究团队首先在 23 个省（区、市）中随机选取了约 50% 的县、县级市或区；接着在这些地区入户访问所有存活同时自愿参与调查的百岁老年人；然后按照百岁老年人编号随机选择年龄和性别，就近访问 80 ~ 89 岁和 90 ~ 99 岁老年人各一名，确保入户访问调查的 80 ~ 89 岁及 90 ~ 99 岁老年人分别与百岁老年人被访人数、样本性别大致相同。2002 年年龄降低至 65 岁及以后，调研组新增了 65 ~ 79 岁老年人子样本，抽样方式与 80 ~ 99 岁老年人抽样方法相同。在 2000 年、2002 年、2005 年、2008 年的跟踪调查中，研究对死亡和失访老年人按同性别、同年龄的原则就近递补样本。2008 年以后，研究还选取了 8 个长寿地区进行典型调查。2011 年和 2014 年除长寿地区外，其他调查点没有新增替补受访者，仅访问上次调查被访、仍然存活的老年人，但在典型调查的长寿地区，对死亡和失访样本进行了替补。

在本书所关注的研究议题上，CLHLS 2005 年以前的数据未涉及本书部分核心变量，因此研究选取了 2005 年和 2014 年所收集的两期调查数据，前者是较早数据，后者为跟踪调查最新数据，两期调查人数分别为 15638 人和 7192 人。2006 年国家颁发的《关于加快发展养老服务业意见的通知》，提出“政策引导、政府扶持、社会兴办、市场运作”的指导方针，第二次老龄工作会议在同一年强调养老服务体系建设，随后《社会养老服务体系建设规划（2011—2015 年）》颁发，养老服务建设有了顶层设计，正式进入体系化建设阶段（董红亚，2010）。可见，研究数据所横跨的 10 年，也正是中国养老服务体系构建的关键期，是从狭义养老服务阶段到广义养老服务阶段的过渡期（民政部社会福利和慈善事业促进司，2018）。年份间差异比较和共性提炼有助于我们理解体系构建时期的照料不平等问题，为未来的服务政策调整提供借鉴。

“中国老年社会追踪基线调查”（CLASS）由中国人民大学老年学研究所设计，中国人民大学中国调查与数据中心具体实施。调查对象是中国 60 岁及以上人群，主要内容包括个体特征、健康状况、经济状况、老年参与、养老资源和养老安排等。2014 年调查收集有效个人问卷 11511 份，样本覆盖了全国除海南、新疆、西藏、香港、台湾和澳门之外的 28 个省（区、市）。调查采用分层多阶段概率抽样方法，以县级区域（包括县、县级市、区）为初级抽样单位（PSU），村或居委会为次级抽样单位（SSU）。进入每个 SSU 之后，调查人员首先绘制调查地图，制作住户清单类表，抽取相应家庭户，在每个家庭户中再针对 60 岁及以上老年人进行一次户内抽样，最终选定一位受访者进行面对面访问。

本书以“中国老年健康影响因素跟踪调查”样本为主要依据，出于以下考虑：第一，该数据免费向学界开放，并已有多份优质的公开出版物，信度和效度得到业界认可（曾毅，2013b）；第二，该数据对高龄老年人进行超比例抽样，他们通常在照料上的需求更高，避免样本过多集中于普通健康老年人，难以获得高需求老年人（特别是利用机构照料样本）基本情况的难题；第三，该数据持续收集了家庭照料和机构照料信息，较为理想地涵盖了本书所需的核心变量；第四，该数据为全国性抽样调查，具有较为理想的代表性和覆盖面。社区照料体系公平性分析以 CLASS 调查数据为补充，主要出于以下考虑：第一，本次调查数据覆盖范围广泛，样本调查代表性和样本质量良好，据中国人民大学老年学研究所的对比报告显示，本次调查数据的年龄结构与 2010 年第六次人口普查结果相似，性别比为 0.9216，稍低于第六次人口普查的 0.9756[①]；第二，数据较为理想地涵盖了本书社区照料分析所需的核心变量，特别在社区照料维度，是目前较新且覆盖面较好的数据集。

二　变量定义

家庭照料服务利用。CLHLS 询问老年人“近一个星期以来，子女、孙子女及其配偶提供日常照料帮助的总小时数”，即问卷所询问的子女照料不仅指子女亲自提供的照料，还包括其配偶及后代所提供的照料。根据该问题，我们把家庭照料服务利用强度变量定义为连续变量。

机构照料服务利用。CLHLS 询问老年人“是否居住在养老机构”。根据该问题，我们生成二分虚拟变量：“1”代表利用了机构养老服务，“0”代表没有利用机构养老服务。

社区照料服务利用。上文中已经解释，CLHLS 数据中没有社区照料的相关信息，为了弥补主要数据在这一变量上的缺失，我们利用 CLASS 数据中的社区变量展开验证。CLASS 数据询问老年人曾经是否使用过“陪同看病”“帮助日常购物”“上门做家务”“老年饭桌或送饭”“日托站或托老所”“上门护理”“上门医疗”“社区康复”8 项与照料有关的内容。参照以往经验（Murphy，Whelan，and Normand，2015），本书将其发展为两个二分虚拟变量，社区生活照料服务利用和社区医护照料服务利用，如果老年

① 中国人民大学中国调查与数据中心，2014 年中国老年社会追踪调查（CLASS）报告［EB/OL］. Http://Class. Ruc. Edu. Cn/Index. Php? R = Data/Report. Html，2019 -9 -10.

人利用过“陪同看病”“帮助日常购物”“上门做家务”“老年饭桌或送饭”“日托站或托老所”中任何一项内容赋值为“1”，即利用社区生活照料，反之则赋值为“0”，即未利用社区生活照料。将获得过“上门护理”、“上门医疗”和“社区康复”中至少一项的人群赋值为“1”，即利用过社区医护照料，反之则赋值为“0”，即未利用社区生活照料。

表 2-1　老年照料服务利用变量说明

变量	测量工具	变量说明
家庭照料服务利用强度	子女家庭上周照料时数	连续变量
机构照料服务利用可能性	是否利用机构照料	0 = 未利用，1 = 利用
社区生活照料服务利用可能性	是否利用社区生活照料	0 = 未利用，1 = 利用
社区医护照料服务利用可能性	是否利用社区医护照料	0 = 未利用，1 = 利用

社会经济地位。在收入变量上，家庭生活标准较个人收入更加稳定，是公平性研究最为常见的收入分层代理指标，家庭生活标准还可以通过家庭消费、家庭支出反映（陈鸣声、陈城，2017）。虽然有研究者认为可支配收入作为经济分层代理指标更为合理（解垩，2009），但受数据限制，本书使用家庭人均总收入和总支出为经济分层代理变量。CLHLS 询问老年人“去年全年家庭人均收入”，CLASS 问卷询问老年人“过去 12 个月，家庭平均每月总共支出多少”。考虑到收入的偏态分布和零值，本研究以收入 +1取对数将其入分析模型。在受教育程度变量上，CLHLS 询问老年人受教育年限。重新编码时，我们根据我国教育状况和数据分布，将其分为三个类别：文盲（没有受教育经历）、小学及以下（1～6 年受教育经历）和中学及以上（6 年以上受教育经历）。CLASS 询问老年人受教育程度，重新编码时，我们亦将其分为三个类别：文盲，小学及以下（私塾或扫盲班、小学），中学及以上。我们将“中学及以上”定义为初中及以上，将三个类别依次赋值为“0”“1”“2”。在退休前职业地位变量上，CLHLS 询问老年人 60 岁以前的主要工作，我们将“专业技术人员、医生或教

师”、“行政管理”和“军人”合并为管理或技术人员，并将管理或技术岗位赋值为“1”；无业或其他职业赋值为“0”。CLASS询问老年人退休前或现在（针对未退休人员）从事的工作，我们将“国家、企事业单位领导人员”和“专业技术人员”合并为管理或技术人员，并将管理或技术岗位赋值为“1”；无业或其他职业赋值为“0”。

地区。在城乡变量上，CLHLS根据老年人所在地，将地区分为三类：农村、城镇和城市。我们将城市和城镇合并为城市。CLASS将老年人所在地直接分为城市和农村。合并后构建城乡二分虚拟变量，“0”代表农村，“1”代表城市。在区域变量上，CLHLS共覆盖了23个省（区、市），CLASS共覆盖28个省（区、市），重新编码时，我们根据较为简洁和传统的区域经济社会发展划分方法，将其所在省份归为东、中、西三个类别（张子珍，2010），分别赋值为“2”“1”“0”。

社会保障。养老保障是保障老年人满足基本需求，提升交换或者支付能力的手段，也是国家收入再分配的调节手段之一。因此，我们将其纳入分析框架，以把握现有经济保障制度与照料服务之间的关系。我国的长期护理保险试点工作开始于2016年，截至调查实施前，中国几乎没有长期护理保险制度，医疗保险部分承担了体弱老年人的长期护理工作，例如老年病房、长期住院老年人。因此，在本书中，我们纳入医疗保障变量。重新编码时，我们构建二分虚拟变量，将没有任何养老保险或退休金的老年人赋值为“0”，有养老保险或退休金的老年人赋值为“1”；有公费医疗或任何一项医疗保险赋值为“1”，没有公费医疗或者医疗保险赋值为“0”。CLASS数据中没有医疗保障的相关信息，根据2015年《政府工作报告》中所述，2014年我国医保覆盖面超过95%①，因此我们有理由认为它所导致的照料服务差异随着覆盖面普及而变小，该变量缺失对整体模型影响不大。

---

① http://www.gov.cn/guowuyuan/2015－03/16/content_2835101.htm.

表 2－2　资源特征变量说明

变量	测量工具	变量说明
家庭人均年收入/支出	家庭人均年收入/支出取对数 +1	连续变量
受教育程度	受教育程度	0 = 文盲，1 = 小学及以下，2 = 中学及以上
退休前职业地位	退休前职业类别	0 = 普通，1 = 管理或技术岗位
城乡	城乡	0 = 农村，1 = 城市
区域①	区域	0 = 西部地区，1 = 中部地区，2 = 东部地区
养老保障	养老保障	0 = 无，1 = 有
医疗保障	医疗保障	0 = 无，1 = 有

家庭特征。在配偶状况变量上，CLHLS 和 CLASS 均询问老年人的婚姻状况，本书构建配偶状况二分虚拟变量，“1”表示配偶健在，“0”表示无配偶。在子女数量变量上，CLHLS 问卷中并没有直接询问健在子女数量，而是询问每一个孩子是否存活，我们将存活子女数目相加，生成健在子女数量连续变量。CLASS 询问老年人目前健在的儿子与女儿数量，本书将二者加总，生成子女数量连续变量。在居住安排变量上，CLHLS 和 CLASS 问卷均直接询问了同住人员，数据重新编码时，我们根据同住成员关系生成二分虚拟变量，“1”表示与子女（包括子女配偶和后代）同住，“0”表示独居或与子女（包括子女配偶和后代）外的其他人同住。

① 20 世纪 80 年代中期制订“七五”计划时，依据地区经济、技术水平发展的差异以及地理位置，国家将全国划分为三个经济地带。东部地带包括北京、天津、河北、辽宁、上海、江苏、浙江、福建、山东、广东和海南 11 个省（市）；中部地带包括山西、吉林、黑龙江、安徽、江西、河南、湖北、湖南 8 省；西部地带包括重庆、四川、贵州、云南、西藏、陕西、甘肃、青海、宁夏、新疆、广西、内蒙古 12 个省（区、市）。后来在全国“九五”计划和 2010 年远景目标纲要文件中，国家仍采用这种划分方法。

表 2 - 3　家庭特征变量说明

变量	测量工具	变量说明
配偶状况	配偶是否健在	0 = 否，1 = 是
健在子女数量	目前存活的子女数量	连续变量
与子女同住	是否与子女及其家庭成员同住	0 = 否，1 = 是

自理能力。社会活动能力和日常生活能力是测量自我照料能力最为常见的指标（彭希哲、宋靓珺、茅泽希，2018）。日常生活能力评估由 Katz 团队于 1963 年正式提出，衡量维持生命所需的基础日常活动能力，由洗澡、穿衣、上厕所、移动、控制大小便和吃饭 6 项组成（Katz et al.，1963）。一些学者认为这一指标度量过于单一和严格。Lawton 和 Brody（1969）发展出社会活动能力评估，衡量老年人借助外力帮助完成社会活动的能力，这些能力不会对最为基础的日常生活造成严重障碍，但是会限制他们的社会参与和交往。当老年人被认定为不能独立处理日常生活事件时，他们被评估为不能独立处理社会活动事件的可能性将很高，反之则不成立（Asberg and Sonn，1989）。从实践意义来看，日常生活量表适用于评估身体较弱或者在院舍中生活的老年人，而社会活动量表则比较适合评估仍在社区居住的老年人（Ward，Jagger，and Harper，1998），本书将二者同时纳入分析框架。在社会活动能力测量上，CLHLS 询问老年人“邻居家串门”“独自外出买东西”“举起 5 公斤重物”“洗衣服”“做饭”“连续走 2 里路”“连续蹲下站起 3 次”“独立乘坐公共交通工具出行”8 项活动完成情况。CLASS 询问老年人“打电话”“把自己收拾的干净整齐（比如梳头、剃须、化妆等）”“上下楼梯”“在外面行走”“乘坐公共交通工具（如公交车）”“购物”“处理自己的钱财”“提起 10 斤的重物”“做饭”“做家务”10 项活动完成情况。重新编码时，我们分别生成二分虚拟变量，将不能完成上述任何一项内容赋值为“1”，代表老年人社会活动能力受损；能全部完成内容赋值为“0”，代表老人社会活动功能完好。在日常生活能力测量上，CLHLS 询问老年人“吃饭”“穿衣”“上厕所”“洗澡”“控制大小

便”“室内走动”6 项活动完成情况。CLASS 询问老年人“吃饭”“穿衣”“上下床”“上厕所”“室内走动”“洗澡”6 项活动完成情况。重新编码时，我们分别生成二分虚拟变量，将不能完成上述任何一项内容赋值为“1”，表示老年人日常生活能力受损；能完成全部内容赋值为“0”，代表老年人日常生活能力完好。

社区照料部分的分析涉及医护服务，为了准确理解该类医疗服务与养老（而非治疗）之间的相关性，我们纳入了健康变量，控制疾病治疗需求对社区医护照料利用及其差异的影响。在健康状况上，CLASS 询问老年人“您觉得您目前的身体健康状况怎么样”，重新编码时，研究将“很健康”和“比较健康”合并，赋值为“0”；“一般”选项赋值为“1”；“比较不健康”和“很不健康”合并，赋值为“2”。

人口特征。CLHLS 和 CLASS 数据均询问了性别和年龄信息，在性别变量上，“0”代表男性，“1”代表女性。年龄为调查年份实际年龄，数据再编码时，我们定位为多分类变量，按照年龄分布将其分为低、中、高三组，分别赋值为“0”“1”“2”。在 CLHLS 数据中，三个年龄组分别代表 60 ~ 79 岁、80 ~ 99 岁和 100 岁及以上；在 CLASS 数据中，三个年龄组则分别代表 60 ~ 69 岁、70 ~ 79 岁和 80 岁及以上。需要说明的是，在照料需要分析部分，性别、年龄被认为是人口特征，但在服务利用分析部分，人口特征则被定义为需要特征。

表 2－4　需要特征变量说明

变量	测量工具	变量说明
性别	性别	0 = 男性，1 = 女性
年龄	年龄	0 = 60 ~ 79 岁，1 = 80 ~ 99 岁，2 = 100 岁及以上①
社会活动能力	社会活动能力是否受损	0 = 自理，1 = 受损
日常生活能力	日常生活能力是否受损	0 = 自理，1 = 受损
健康自评	健康自评	0 = 好，1 = 一般，2 = 差

① 该编码适用于自理能力、家庭照料服务利用及机构照料服务利用部分，在社区照料服务利用分析中，0 = 60 ~ 69 岁，1 = 70 ~ 79 岁，2 = 80 岁及以上。

第五节 本章小结

本章首先对研究的指导理论进行了梳理和呈现。服务利用行为模型将个体层面导致利用差异的要素分为倾向性特征、需要特征和资源特征，这些要素在调整政策、提升服务可及性上并不等价，相比之下，资源特征可变性相对较高。从公平性角度，服务利用行为模型认为，理想的政策结果是人口特征和需要特征所带来的服务利用差异明显，社会结构、信念和资源所带来的服务利用差异甚微。健康公平理论遵循罗尔斯差异原则，认为生存机会的分配“以需要为导向”，而不是以“社会特权”为依据。围绕这一概念，学者发展出健康公平评价框架：健康状况公平、医疗服务利用公平和筹资公平。与评价框架同时发展的还有计量方法，例如极差法、洛伦兹曲线和基尼系数、差异指数、不平等斜率指数、相对指数、集中曲线和集中指数等。在这之中，集中曲线和集中指数对社会经济相关分布差异敏感，而且可展开分解，目前应用最为广泛。

在理论指导下，本书结合中国老年照料特征和政策背景，构建老年照料体系公平性分析框架。分析框架在展现自理能力差异基础上，从家庭照料、机构照料、社区照料三个层面描述与收入相关的服务利用差异，探索资源、家庭和需要特征对能力和服务利用行为的影响以及对与收入相关的照料服务利用差异的贡献。研究同时比较养老服务体系快速构建前后的行为和差异变化。拓展后的模型保留了公共服务公平性分析核心内容，突出家庭在照料体系中的特殊性，纳入制度结构和纵向变化比较，所得结论不仅可与前人研究形成对话，亦更贴近中国老年照料利用行为逻辑。

本章还介绍了用于验证分析框架的具体计量方法。研究运用均值、百分比描述样本特征，运用回归模型探索能力和利用行为影响因素。对于连续变量，研究构建多元线性回归模型展开探索；对于二分变量，研究使用二元逻辑斯蒂回归模型进行分析。由于利用机构照料的老年人比例不足5%，研究同时构建了 clog－log 模型，用以验证二元逻辑斯蒂回归模型估计结果稳定性；接着运用集中曲线和集中指数描述能力和服务利用分布状况，运用集中指数分解法探索各要素对能力和服务利用差异的贡献变动方向和贡献大小；最后运用 oaxaca 分解原理，分析各个要素年份贡献变动构成。

本章最后介绍了用于验证分析框架的数据和变量。由于单一数据难以呈现老年照料全貌，本书运用了组合数据，自理能力、家庭照料及机构照料部分分析使用“中国老年健康影响因素跟踪调查”（CLHLS）2005 年和 2014 年数据，社区照料部分分析将使用“中国老年社会追踪基线调查”（CLASS）2014 年数据。分析纳入的资源特征变量包括家庭人均年收入（支出）、受教育程度、退休前职业地位、城乡、区域、养老保障和医疗保障，家庭特征变量包括配偶状况、健在子女数量以及是否与子女同住，需要特征变量包括性别、年龄、社会活动能力、日常生活能力以及健康自评。

简而言之，本章为接下来的实证验证提供理论基础、数据准备和技术支持。

第三章　与收入相关的自理能力差异分析

一旦老年人自理能力不足，就会产生个人风险。当老人无力承担这种风险时，便需要家庭和社会给予帮助，才能维持正常的、有尊严的生活。因此，自理能力不足不仅是一种个人状态，也是家庭和社会照料服务利用产生的基础。在本章中，我们将对与收入相关的自理能力差异展开分析，具体思路如下：首先，分年度描述自理能力和样本特征；其次，运用分组比较、集中指数和集中曲线呈现不同年份与收入相关的自理能力差异；再次，运用回归分析法，探索各个要素对不同年份自理能力的影响；最后，运用第二章所列集中指数分解法分解与收入相关的自理能力差异及其变动构成，进而探讨照料体系公平性。

第一节　变量描述

为了把握与收入相关的自理能力差异及构成，本章运用“中国老年健康影响因素调查”（CLHLS）2005 年和 2014 年数据展开实证分析。删除各项缺失值后，共有 19587 个 60 岁及以上老年人样本进入分析模型，其中 2005 年样本数为 14125 人，2014 年样本数为 5462 人。样本在两个年份的具体情况如下。

一　自理能力

本书考察两个维度的自理能力：社会活动能力和日常生活能力。社会活动能力衡量老年人的社会参与和交往能力，日常生活能力衡量维持生命所需的基础性日常生活能力。当老年人日常生活能力受损时，其社会活动能力受损的可能性将很高，反之则不成立（Spector，1987）。本书将二者同时纳入分析框架。

两个年份的老年人社会活动能力和日常生活能力受损状况如表3－1所示。在2005年样本中，近70%老年人存在社会活动能力受损，超过1/4的老年人存在日常生活能力受损。2014年需要比例略有下降，60%左右老年人存在社会活动能力受损，日常生活能力受损老年人比例约占23%。可见样本中大部分老年人都面临社会活动能力受损，但是大部分老年人仍然能够维持良好的日常生活能力。

表3－1　自理能力受损描述

单位：%

年份	变量	比例	频数
2005	社会活动能力受损	67.81	9578
	日常生活能力受损	25.15	3553
2014	社会活动能力受损	62.65	3422
	日常生活能力受损	23.69	1294

二　样本特征

资源特征。如表3－2所示，2005年样本家庭人均年收入约为5000元，2014年上升至10000元左右，增幅较大。这其中除了实际购买力的增加，也包含通货膨胀。在两个调查年份中，大部分老年人为文盲，仅有10%左右的老年人受过中学及以上教育，30%左右老年人拥有小学及以下受教育程度，随着时间的推移，文盲老年人逐渐减少，小学及以下、中学及以上文化水平老年人均有所增加。2005年接近10%的老年人退休前处于管理或技术岗位，这个数字随着年份推移而降低，2014年样本中仅有不到8%的老年人退休前处于管理或技术岗位。接近一半的老年人居住在城市，比例略低于农村，也略低于不断提升的城镇化率，研究认为这与调查群体为老年人有关，与年轻人相比，老年人向城市流动的可能性较低（栾贵勤、孟伟、盖伦，2012），城镇化率的提升速度也相对缓慢。样本中居住在东部地区省份的老年人占比最大，居住在中、西部地区省份的老年人各占约 1/4。随着时间的推移，老年人拥有社会养老保障和医疗保障的比例逐年上升，其中医疗保障上升幅度更大，2014 年比例超过 90%，这得益于我国保障政策近年来的快速发展（丁建定，2014）。

家庭特征。2005 年大约 30% 老年人配偶健在，配偶存活比例较低，随着我国整体预期寿命延长，2014 年这一比例略有提升，有配偶比例较普查数据更低，研究认为这与样本中高龄老人占比较大有关。两次调查样本的健在子女数量较为稳定，平均每个老年人有 4 个子女存活。在居住安排上，数据表明有一半以上老年人与子女及其家属居住在一起，与 2005 年相比，2014 年样本同住比例较低，这也是家庭核心化发展的表现之一。

需要特征。两个调查年份的女性样本都略多于男性，随着时间的推移，女性比例略有下降。样本中近一半老年人处于 80～99 岁，百岁老年人占比接近 20%，高龄老人比例明显高于人口普查数据（林闽钢、梁誉、刘璐婵，2013），这与调查抽样方法有关。CLHLS 采用多阶段不等比例目标随机抽样方法，调查在所抽取的地区访问了所有存活且自愿参与调查的百岁老年人，然后按照百岁老年人编号随机选择年龄和性别，基于百岁老年人就近访问 80～89 岁和 90～99 岁老年人各一名，然后再随机抽取 80 岁以下老年人子样本。该方法使分析增加了高龄及超高龄老年人的权重。本书从照料的特点考虑，认为高龄老年人应该是照料体系关注的重点，权重增加具有合理性。因此，我们在分析中没有使用权重调整，而是以样本原始值为依据得出结论，在此特别说明。

表 3-2 样本描述

变量	2005 年	2014 年
资源特征		
家庭人均年收入（千元）	5.23 (8.42)	11.55 (14.23)
受教育程度（%）：		
文盲	60.67	55.97

续表

变量	2005 年	2014 年
小学及以下	28.74	32.08
中学及以上	10.58	11.96
退休前职业地位（%）：		
管理或技术岗位	9.47	7.76
城乡（%）：		
城市	44.95	46.36
区域（%）：		
西部地区	29.85	23.49
中部地区	26.36	30.74
东部地位	43.79	45.77
养老保障（%）：	24.46	38.19
有		
医疗保障（%）：	25.85	91.21
有		
家庭特征		
配偶状况（%）：	33.40	41.25
配偶健在		
健在子女数量（个）	4.31 (2.12)	4.51 (1.88)
与子女同住（%）：		
是	65.06	53.79
人口特征		
性别（%）：		
女性	56.79	53.41
年龄（%）：		
60~79 岁	32.97	34.62
80~99 岁	48.88	53.52
100 岁及以上	18.15	11.86
样本量	14125	5462

第二节　与收入相关的自理能力差异

表3－3给出了分收入阶层统计的社会活动能力（IADL）和日常生活能力（ADL）受损百分比、集中指数和置信区间。从2005年分组数据来看，老年人收入越低，社会活动能力受损比例越高。日常生活能力的情况正好相反，与收入相对较高的两个组别老年人相比，收入相对较低的两个组别老年人日常生活能力受损比例更低。2014年分组数据表明，低收入组老年人社会活动能力受损比例整体上仍然高于高收入组，而收入相对较低两组老年人日常生活能力受损比例也低于收入相对较高的两个组别。一种可能的解释是，经济水平较高的老年人，其受教育程度相对较高，增加了他们的社会活动能力，而在日常生活能力上，贫困老年人由于缺乏照料，更加需要依靠自己，这使他们在该项能力的评估上表现更好。

根据第二章所介绍的公式（1），我们计算出如表3－3所示自理能力受损风险集中指数。集中指数可描述与收入相关的自理能力差异方向和大小，取值范围在－1和1之间，当数值大于0时，表示自理能力受损风险更多地发生在高收入家庭老年群体中；当数值小于0时，表示自理能力受损风险更多地分布在低收入家庭老年群体中。在本章的模型中，集中指数大于0，意味着高收入群体处于受损劣势，结果有利于低收入群体；集中指数小于0，则表示能力受损更多地分布在低收入群体中，结果对高收入群体更加有利。

计算结果显示，两个类别的自理能力受损集中指数计算结果均与分组数据结论基本一致，2005年以家庭人均年收入为排序依据的老年人社会活动能力受损和日常生活能力受损集中指数分别为－0.010和0.074，二者显著不等于0，表明2005年与收入相关的社会活动能力受损更多地分布在低收入家庭老年群体中，结果有利于高收入群体，而日常生活能力受损在高收入群体中更为明显，结果有利于低收入群体。2014年两个指标的集中指数

分别为 -0.010 和 0.033，后者显著不等于 0。社会活动能力受损差异大小与 2005 年相比虽然没有变化，但内部差异扩大，95% 的置信区间下，我们不能得出 2014 年低收入群体社会活动能力受损概率仍然高于高收入群体的结论。2014 年日常生活能力受损分布不均衡较 2005 年有所降低，但结果仍然利于低收入家庭老年人。

表 3-3　分收入分层的自理能力受损率与集中指数

单位：%

收入分层	2005 年		2014 年	
	社会活动能力	日常生活能力	社会活动能力	日常生活能力
低收入组	70.74	23.70	65.15	22.22
较低收入组	68.33	21.96	63.91	22.62
中等收入组	69.79	25.51	61.85	25.02
较高收入组	67.37	26.66	63.47	25.69
高收入组	62.15	28.45	58.94	23.35
总计	67.81	25.15	62.65	23.69
CI	-0.010**	0.074***	-0.010	0.033**
95% 置信区间	[-0.016, -0.004]	[0.061, 0.088]	[-0.020, 0.000]	[0.010, 0.055]

*** $p<0.001$, ** $p<0.01$, * $p<0.05$。

图 3-1 为两个调查年份社会活动能力和日常生活能力受损集中曲线图。该图以家庭人均年收入排序累计百分比为横轴，社会活动能力和日常生活能力受损可能性累计百分比为纵轴绘制，能够更为直观地呈现与收入有关的中国老年人自理能力差异。不考虑个体的其他差异，如果经济地位不同的每一个个体自理能力受损都相同，那么集中曲线将于 45°线重合，即自理能力处于绝对均衡状态。当高收入群体受损可能性更大时，集中曲线将位于 45°绝对公平性线上方，反之则会位于 45°绝对公平性线下方。图 3-1 所示结果与分组统计结果基本一致，无论是社会活动能力还是日常生活能力受损，集中曲线与 45°绝对公平线都较为接近，表明整

体上我国老人的自理能力在不同收入群体中分布差异并不大。社会活动能力受损集中曲线略微向上凸起，表明该项受损更多地发生在收入相对较高的老人群体之中；日常生活能力受损集中曲线略微向下凸出，表明该项受损更多地发生在收入相对较低的老人群体之中。相比之下，社会活动能力受损差异更小，2014 年几乎与公平线重合，日常生活能力集中曲线与公平线分离相对明显，其中 2005 年向下凸出幅度更大，说明偏向高收入群体的日常生活能力受损差异相对较大，结果对低收入群体有利。

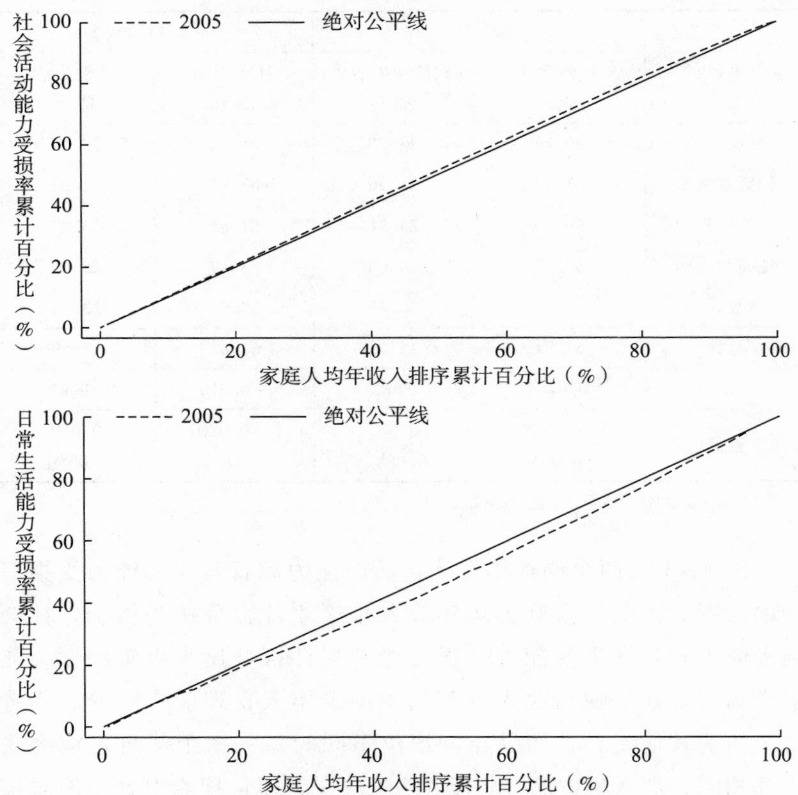

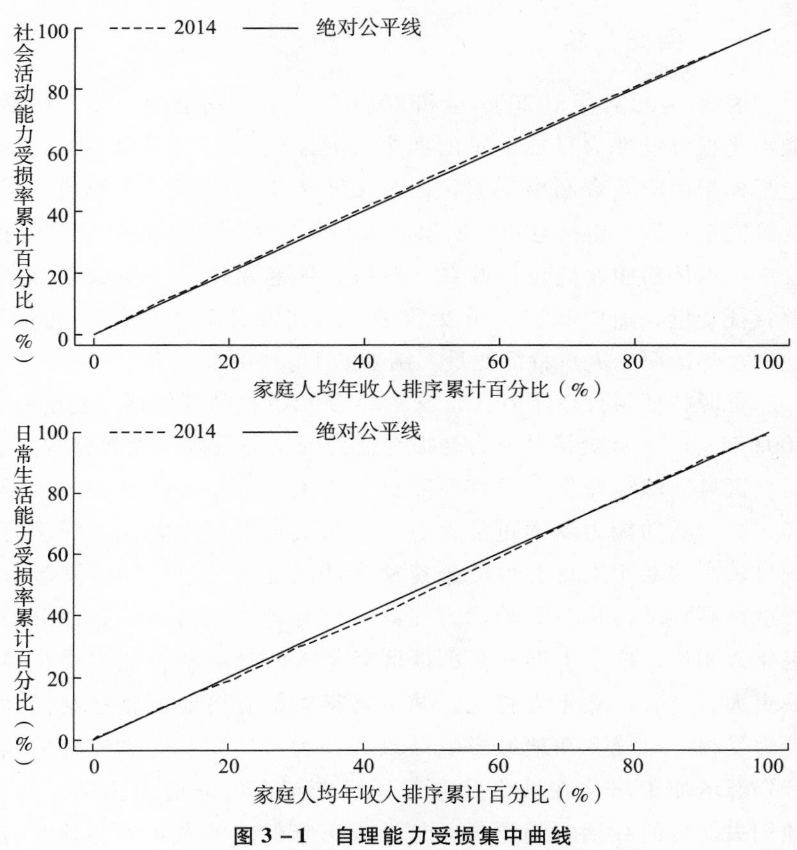

图 3－1　自理能力受损集中曲线

第三节　与收入相关的自理能力差异构成

下面我们将运用分解法分解上述差异。由于两个自理能力受损变量都是二分变量，我们将运用二元逻辑斯蒂回归分析探索各个要素对自理能力受损的影响，选择第二章所列公式（3）探索影响对与收入相关的自理能力受损差异的贡献，借鉴 Oaxaca（1973）所提出的差异分解逻辑，分解各个要素的贡献变动。

一 回归分析

表 3 - 4 报告了以 2005 年和 2014 年社会活动能力、日常生活能力受损可能性为目标变量的四个二元逻辑斯蒂回归模型，具体包括模型回归系数和模型差。四个二元逻辑斯蒂回归模型的解释变量完全一致，包括老年人的家庭人均年收入（取对数）、受教育程度、退休前职业地位、城乡、地域、养老保障、医疗保障等资源特征变量，配偶状况、子女数量、居住安排等家庭特征变量，性别、年龄两个人口特征变量。结果如下。

资源特征与自理能力。如表 3 - 4 所示，控制其他相关变量后，2005 年老年人社会活动能力受损与他们的家庭收入、受教育程度、居住区域、城乡特征、医疗保障显著相关。老年人的家庭收入越高，社会活动能力受损可能性越小；与文盲老年人相比，受教育程度较高的老年人更有可能维持社会活动能力完好，而且受教育程度越高，维持社会活动能力完好的优势越大。与居住在西部的老年人相比，位于中部和东部地区老年人的社会活动能力受损概率更大；与农村老年人相比，城市老年人更有可能面临社会活动能力受损。对城乡和地域影响结果的一种可能解释是，较好的制度资源增加了居住在城市及东部地区老年人的非健康预期寿命，他们失能后的存活时间更长。与没有医疗保障的老年人相比，有医疗保障老年人群体的自理状况更好，可见医疗体系对老年人健康的促进作用明显，降低了老年人社会活动能力受损可能性。2014 年，资源特征对老年人社会活动能力受损的影响与 2005 年基本一致，不同之处在于养老保障的影响力变得显著，即与没有养老保障的老年人相比，有养老保障的老年群体更有可能面临社会活动能力受损。控制其他相关变量后，2005 年日常生活能力受损与老年人的居住区域、城乡特征、养老及医疗保障显著相关，退休前职业地位亦呈现出边缘性显著。与普通老年人相比，退休前处于管理或技术岗位的老年人更有可能日常生活能力受损；和社会活动能力受损情况类似，城市老年人日常生活能力受损可能性较农村老年人更大，中、东部老年人较西部老年人更有可能出现日常生活能力受损；医疗保障降低了老年人日常生活能力受损的可能性，而养老保障则增加了这一可能性。2014 年数据分析结果显示，控制其他相关变量后，退休前职业地位、区域、城乡养老及医疗保障的影响依然显著，不同之处在于老年人的收入和受教育程度的影响也通过了显著性检验，较高的收入和受教育程度在 2014 年时能够增加老年人维持日常生活能力完好的可能性。

家庭特征与自理能力。两个调查年份的统计数据均显示，在控制其他相关变量后，老年人的社会活动能力受损与他们的配偶状况及居住安排显著相关。与没有配偶的老年人相比，有配偶老年人维持社会活动能力完好的可能性更大；与子女同住的老年人群体则更有可能处于社会活动能力受损状态。与社会活动能力受损类似，配偶健在老年群体保持完好日常生活能力的可能性更高，日常生活能力受损使老年人依赖子女，从而增加了与其共同居住的可能性。

人口特征与自理能力。表 3－4 回归结果显示，控制其他相关变量后，无论调查年份如何，老年人的性别和年龄对 IADL 受损的影响均通过了显著性检验。与男性老年人相比，女性老年人社会活动能力受损概率更大；与 80 岁以下老年群体相比，80 岁及以上老年人更有可能处于社会活动能力受损状态，年龄越大受损概率越高。与社会活动能力类似，年龄增加在两个年份均显著提升了老年人的日常生活能力受损概率。2014 年，性别特征对日常生活能力的影响力有所减小，仅呈现边缘性显著。

表 3－4　自理能力受损的二元逻辑斯蒂回归结果

变量	社会活动能力		日常生活能力	
	2005 年	2014 年	2005 年	2014 年
资源特征				
家庭人均年收入（ln＋1）	−0.07*** (0.02)	−0.10*** (0.03)	−0.02 (0.02)	−0.07** (0.03)
受教育程度（参照：文盲）				
小学及以下	−0.28*** (0.05)	−0.25** (0.08)	−0.05 (0.06)	−0.07 (0.09)

续表

变量	社会活动能力		日常生活能力	
	2005 年	2014 年	2005 年	2014 年
中学及以上	−0.42*** (0.09)	−0.57*** (0.12)	−0.10 (0.10)	−0.42** (0.16)
退休前职业地位（参照：普通）				
管理或技术岗位	0.12 (0.09)	−0.05 (0.13)	0.17+ (0.10)	0.35* (0.15)
区域（参照：西部地区）				
中部地区	0.52*** (0.06)	0.25** (0.09)	0.69*** (0.06)	0.15 (0.10)
东部地区	0.62*** (0.06)	0.47*** (0.08)	0.88*** (0.06)	0.51*** (0.09)
城乡（参照：农村）				
城市	0.16** (0.05)	0.16* (0.07)	0.39*** (0.05)	0.49*** (0.08)
养老保障（参照：无）				
有	−0.03 (0.07)	0.16* (0.07)	0.33*** (0.07)	0.22** (0.08)
医疗保障（参照：无）				
有	−0.19** (0.06)	−0.62*** (0.13)	−0.13* (0.06)	−0.53*** (0.11)
家庭特征				
配偶状况（参照：无配偶）				
配偶健在	−0.34*** (0.05)	−0.49*** (0.07)	−0.12+ (0.06)	−0.18* (0.09)
健在子女数量	−0.01 (0.01)	−0.01 (0.02)	0.01 (0.01)	0.03 (0.02)
与子女同住（参照：否）				
是	0.33*** (0.05)	0.39*** (0.07)	0.57*** (0.05)	0.70*** (0.08)
人口特征				
性别（参照：男性）				
女性	0.49*** (0.05)	0.53*** (0.08)	0.36*** (0.05)	0.15+ (0.08)

续表

变量	社会活动能力		日常生活能力	
	2005 年	2014 年	2005 年	2014 年
年龄（参照：60 ~ 79 岁）				
80 ~ 99 岁	1.97*** (0.05)	1.59*** (0.07)	1.91*** (0.08)	1.31*** (0.11)
100 岁及以上	3.90*** (0.13)	2.99*** (0.20)	2.99*** (0.09)	2.35*** (0.13)
常数项	-0.59*** (0.15)	0.42 (0.29)	-4.19*** (0.17)	-2.41*** (0.29)
样本量	14125	5462	14125	5462

*** $p<0.001$，** $p<0.01$，* $p<0.05$，+ $p<0.1$。

二　分解分析

上述回归结果可以让我们了解各个解释变量与自理能力受损的相关性，但难以直观地观察到这种相关性是否均匀地分布在不同的收入水平人群中，带来与收入相关的自理能力差异。例如，我们通过回归分析发现配偶显著影响自理能力，如果收入分布在这个要素上是均等的，那么配偶影响不会对与收入相关的自理能力受损差异产生影响；如果收入分布在这个要素上不均衡，那么配偶所产生的影响便会对与收入相关的能力差异有所贡献，贡献强度与影响系数和集中系数均有关系。为了探索变量影响对与收入相关的自理能力差异的贡献，我们在回归分析基础上，继续展开分解分析。

表 3-5 和表 3-6 分别报告了 2005 年和 2014 年与收入相关的自理能力差异分解结果，两个表格的内容均包括各个解释变量的弹性系数、集中指数和贡献值。弹性系数由回归系数计算而来，表示解释变量变化一个单位所引起的社会活动能力和日常生活能力受损概率变化，集中系数表示收入在该变量上的分布。因弹性系数显著性与上一部分的回归系数一致，本部分不再标注显著性。贡献值由弹性系数与集中指数相乘所得，表示当其他变量不变时，解释变量变化对差异的贡献。因为分解模型是线性的，所以在多分

类解释变量贡献值的计算上，本书参照前人经验，把各个分类的贡献值相加，得到该解释变量的总贡献值（解垩，2009）。负的贡献值弱化偏向高收入群体的能力缺失差异，正的贡献值则会强化这一差异。图 3－2 和图 3－3 是以各个特征整体贡献为基础绘制的百分比累计柱状图，可以直观地呈现不同特征对与收入相关的自理能力差异的贡献变动方向和比例。分解分析结果如下。

资源特征和与收入相关的自理能力差异（2005 年）。表 3－5 中社会活动能力受损差异分解结果显示，收入水平、受教育程度、养老保障及医疗保障的贡献值为负，表明控制其他相关变量后，这些变量的影响强化了低收入群体的社会活动能力受损劣势；职业地位、区域、城乡的贡献值为正，表明它们的影响强化了高收入群体的社会活动能力受损劣势。日常生活能力受损差异分解结果表明，收入水平、受教育程度和医疗保障的贡献值为负，表明这些要素对日常生活受损的保护作用与变量收入优势一起，降低了高收入老年群体的能力劣势。与社会活动能力受损差异构成类似，职业地位、区域、城乡的影响强化了高收入群体的能力劣势。此外，社会保障的贡献因影响方向差异而有所不同，其对受损概率的提升进一步强化了高收入老年人的日常生活能力劣势。

家庭特征和与收入相关的自理能力差异（2005 年）。表 3－5 社会活动能力受损差异分析结果表明，控制其他相关变量后，配偶状况的贡献值为负，影响强化了亲低收入群体的受损不均衡；居住状况的贡献值均为正，影响强化了偏向高收入群体的受损差异。二者作用相互抵消，家庭特征对与收入相关的社会活动能力受损差异的整体贡献值为零。我们还注意到，由于子女数量在该变量上的影响力和集中指数值均不大，它对与收入相关的社会活动能力受损差异的贡献值几乎为零。日常生活能力受损差异分析结果显示，与社会活动能力受损差异类似，配偶的保护力削弱了高低收入群体的受损劣势，居住安排的影响则缩小了这种差异。

人口特征和与收入相关的自理能力差异（2005 年）。表 3－5 同时显示，女性和高龄均会增加社会活动能力受损概率，由于收入分布差异，性别的贡献值为负，高龄的贡献值为正，表明控制其他相关变量后，前者的影响增强了亲低收入群体的社会活动能力受损差异，而后者的贡献则增加了高收入群体的受损劣势。与社会活动能力贡献类似，性别影响强化低收入群体的日常生活能力受损劣势，结果对高收入群体更加有利；年龄贡献强化高收入群体日常生活能力受损劣势，结果对低收入群体更加有利。

不同解释变量对与收入相关的自理能力受损差异贡献并不等价，对于社会活动能力受损差异来说，收入和区域的贡献最大，前者系数为负，后者系数为正，二者作用相互抵消。对于日常生活能力受损差异来说，贡献最大的要素包括区域、城乡和养老保障，这些要素的贡献值为正，整体上提升了偏向高收入群体的日常生活能力受损不均衡。

表 3－5　与收入相关的自理能力受损差异分解结果（2005 年）

	社会活动能力			日常生活能力		
	弹性系数	集中指数	贡献值	弹性系数	集中指数	贡献值
资源特征合计						
家庭人均年收入（ln＋1）	－0.154	0.090	－0.014	－0.091	0.090	－0.008
受教育程度（参照：文盲）						
小学及以下	－0.021	0.085	－0.002	－0.008	0.085	－0.001
中学及以上	－0.012	0.413	－0.005	－0.006	0.413	－0.003
退休前职业地位（参照：普通）						
管理或技术岗位	0.003	0.476	0.001	0.010	0.476	0.005
区域（参照：西部地区）						
中部地区	0.037	－0.107	－0.004	0.108	－0.107	－0.012
东部地区	0.072	0.237	0.017	0.231	0.237	0.055
城乡（参照：农村）						
城市	0.020	0.270	0.005	0.105	0.270	0.028
养老保障（参照：无）						
有	－0.002	0.444	－0.001	0.048	0.444	0.021
医疗保障（参照：无）						

续表

	社会活动能力			日常生活能力		
	弹性系数	集中指数	贡献值	弹性系数	集中指数	贡献值
有	-0.013	0.353	-0.005	-0.021	0.353	-0.007
家庭特征合计						
配偶状况（参照：无配偶）						
配偶健在	-0.030	0.056	-0.002	-0.024	0.056	-0.001
健在子女数量	-0.009	0.013	0.000	0.036	0.013	0.000
与子女同住（参照：否）						
是	0.057	0.042	0.002	0.222	0.042	0.009
人口特征合计						
性别（参照：男性）						
女性	0.075	-0.013	-0.001	0.122	-0.013	-0.002
年龄（参照：60~79岁）						
80~99岁	0.258	-0.005	-0.001	0.556	-0.005	-0.003
100岁及以上	0.189	0.022	0.004	0.323	0.022	0.007
残差			-0.006			-0.016
合计			-0.010			0.074

基于表3-5分解结果，我们计算并绘制了特征贡献值累计柱状图3-2。三类特征相比，资源特征的整体贡献最大，强化了偏向低收入群体的社会活动能力受损差异，同时也弱化了偏向他们的日常生活能力受损差异。家庭和人口特征的整体贡献相对较小，二者的贡献均对低收入群体更加有利（强化了偏向高收入群体的受损差异）。

资源特征和与收入相关的自理能力差异（2014年）。从表3-6社会活动能力受损差异分解结果可见，收入水平、受教育程度、职业地位的贡献值均为负，说明变量的影响对高收入群体更有利（贡献增加了偏向低收入群体的社会活动能力受损不均等）；区域、城乡、养老保障和医疗保障的贡献值均为正，表明高收入群体因受上述变量影响，受损更加严重。养老和医疗保障同时强化了高

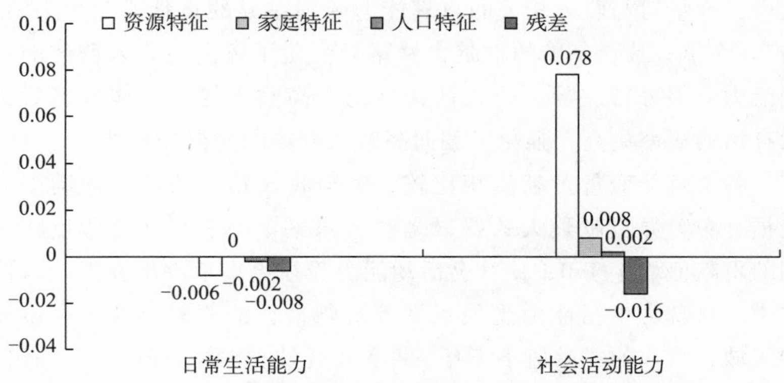

图 3-2　与收入相关的自理能力受损差异特征贡献值（2005 年）

收入群体的受损劣势，机制却有所不同，拥有养老保障的群体家庭收入往往更高，同时获得了更长但需要协助的预期寿命，高收入群体因此呈现出更高的受损劣势。随着医疗保险的普及，保障略微向低收入人群倾斜，同时医疗保障能够提供健康保护，降低人们的致残概率，低收入群体因此获益更多。日常生活能力分解数据显示，与社会活动能力分解结果一致，收入水平、受教育程度贡献增加了低收入群体的日常生活能力受损劣势，区域、城乡、养老保障及医疗保障的贡献则削弱了这一差异。不同之处在于职业地位的贡献方向有所改变，较高职业地位所带来的收入优势和残疾预期寿命延长，共同强化了高收入人群的受损劣势。

家庭特征和与收入相关的自理能力差异（2014 年）。表 3-6 分解结果显示，配偶的存在能够为老人提供保护，降低了他们陷入残疾的可能性，但配偶的集中指数较小，说明收入在有无配偶老年人群体中分布较为均匀，其保护作用也均匀地分布在不同收入分层的老年群体之中，对公平性的影响甚微。与 2005 年类似，2014 年居住安排的影响仍然强化了高收入群体的自理能力受损劣势。

人口特征和与收入相关的自理能力差异（2014 年）。表 3-6 分解结果同时显示，无论是社会活动能力还是日常生活能力受损，女性的集中指数都几乎为零，即 2014 年收入在男性与女性之间的分配较为均匀，性别促进作用均匀地发生在不同收入水平的人群之中，变量对与收入相关的自理能力受损差异的贡献值几乎为零。与2005年一致，年龄的贡献仍然略微强化了偏向高收入群体的自理能力受损分布差异，研究认为这源于高收入老年群体残疾后仍然存活的概率更高，强化了偏向高收入群体的受损分布差异。

各个解释变量贡献值相比较，对与收入相关的社会活动能力受损分布差异贡献最大的要素是收入水平本身和受教育程度，它们的贡献值均小于0，使社会活动能力受损更多地发生在低收入群体中。对日常生活能力受损不平等贡献最大的要素是收入、城乡和区域，收入的贡献值小于0，城乡和区域贡献值大于0，二者作用相互抵消，后者贡献值更大，整体上导致日常生活能力受损更多地发生在高收入人群中。

表3-6 与收入相关的自理能力受损差异分解结果（2014年）

	社会活动能力			日常生活能力		
	弹性系数	集中指数	贡献值	弹性系数	集中指数	贡献值
资源特征合计						
家庭人均年收入（ln+1）	-0.291	0.081	-0.024	-0.377	0.081	-0.031
受教育程度（参照：文盲）						
小学及以下	-0.028	0.049	-0.001	-0.015	0.049	-0.001
中学及以上	-0.024	0.312	-0.007	-0.032	0.312	-0.010
退休前职业地位（参照：普通）						
管理或技术岗位	-0.001	0.470	-0.001	0.018	0.470	0.008
区域（参照：西部地区）						
中部地区	0.027	-0.107	-0.003	0.031	-0.107	-0.003
东部地区	0.076	0.106	0.008	0.153	0.106	0.016
城乡（参照：农村）						
城市	0.025	0.193	0.005	0.146	0.193	0.028
养老保障（参照：无）						
有	0.022	0.195	0.004	0.054	0.195	0.011
医疗保障（参照：无）						
有	-0.199	-0.006	0.001	-0.313	-0.006	0.002

续表

	社会活动能力			日常生活能力		
	弹性系数	集中指数	贡献值	弹性系数	集中指数	贡献值
家庭特征合计						
配偶状况（参照：无配偶）						
配偶健在	-0.071	0.004	0.000	-0.049	0.004	0.000
健在子女数量	-0.021	-0.006	0.000	0.075	-0.006	0.000
与子女同住（参照：否）						
是	0.074	0.032	0.002	0.244	0.032	0.008
人口特征合计						
性别（参照：男性）						
女性	0.099	0.003	0.000	0.050	0.003	0.000
年龄（参照：60～79岁）						
80～99岁	0.297	0.018	0.005	0.455	0.018	0.008
100岁及以上	0.124	-0.031	-0.004	0.181	-0.031	-0.006
残差			0.004			0.002
合计			-0.010			0.033

基于表3-6结果，我们计算并绘制了图3-3。与2005年结论类似，三类要素相比，资源特征的整体贡献最大，强化了偏向

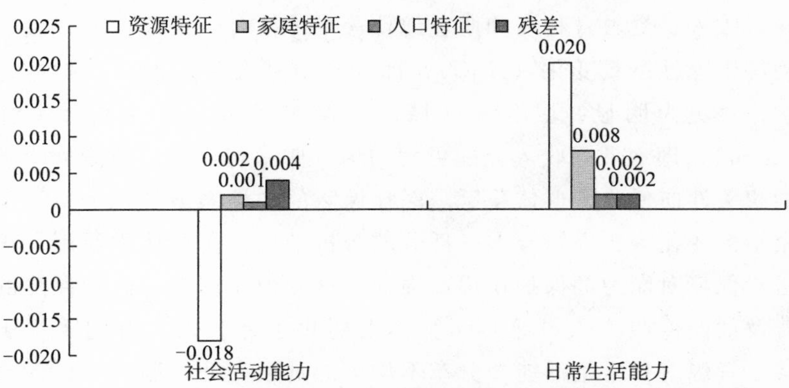

图3-3　与收入相关的自理能力受损差异的特征贡献值（2014年）

低收入群体的社会活动能力受损差异，但弱化了偏向他们的日常生活能力受损差异。家庭和人口特征对两个类别自理能力受损的整体贡献均系数为正，它们的影响进一步强化了偏向高收入群体的自理能力受损不平等（对低收入群体更加有利）。

第四节　与收入相关的自理能力差异变动

从2005年到2014年，中国老年人的社会活动能力受损集中指数几乎没有变化，日常生活能力受损集中指数则由0.074下降到0.033。为了进一步理解不同解释变量对上述变动的贡献，研究将展开年份变动分解，分解结果详见表3－7。ΔηC表示解释变量弹性系数变化所致的贡献变动，ΔCη则表示解释变量集中指数变化所致的贡献变动。换言之，前者表示解释变量与自理能力受损的关系发生变化，从而引发了变动；后者则表示解释变量与收入之间的关系发生变化，从而引发了变动。

在资源特征贡献变动上，表3－7结果显示，收入、受教育程度、职业地位、区域、城乡等要素的贡献值均为负，表明这些变量的影响在这十年间变得越来越有利于高收入群体（强化了低收入群体缺损劣势），养老保障与医疗保障的变动则缩小了这一趋势。从变量贡献变动内部组成来看，变量变动的产生机制存在差异，收入、受教育程度和职业地位等个体社会经济地位的贡献变动源于弹性系数变化（ΔηC），即要素对社会活动能力受损的保护作用更为明显，城乡和区域的贡献变动源于集中指数变化（ΔCη），即地域间收入分配更为均匀，要素与社会活动能力受损的相关性向低收入群体蔓延。医疗保障的弹性系数变化为负，集中指数变化为正，结合上一部分的分析结果，研究认为原因在于医疗保障对能力的保护作用增强，这种保护作用随着医疗保障的普及而向低收入人群延伸，整体上弱化了低收入人群的受损劣势。资源对日常生活能力分布不均衡的贡献变动机制与社会活动能力基本类似，不同之处在于退休前职业地位的贡献值为正，养老保障的贡献值为负，说明职业地位影响力增加，强化了高收入群体的日常生活能力缺损劣势，而养老保障在人群中的扩展，则增加了低收入群体的日常生活能力缺损劣势。整体而言，资源特征的影响变化对低收入群体更加不利，增加了他们的自理受损劣势。

在家庭特征贡献变动上，表3－7数据显示，配偶状况、子女状况对与收入相关的社会活动能力受损分布不均衡的贡献值为正，强化了高收入群体的受损劣势，居住安排贡献值为负，略微强化了低收入群体的受损劣势。从变量变动内部构成来看，几个家庭特征变量弹性系数与集中指数贡献变动相互抵消，其中集中指数变化带来的影响更大。结合上文分析，研究认为家庭变量的影响力在2014年变得更强，同时收入在不同家庭特征人群中的分配更为均匀是变化产生和作用相互抵消的主要原因。与社会活动能力贡献有所不同，子女数量的贡献值为负，变量变化使缺损风险进一步向低收入人群蔓延。同时居住方式与日常生活能力缺损的相关性较社会活动能力更高，变量集中指数变化所带来的负向贡献变动增强，使家庭特征的整体贡献变动强化了偏向低收入群体的日常生活能力受损劣势。

在人口特征贡献变动上，无论是社会活动能力还是日常生活能力，高龄的负向贡献变动都十分明显，结合上文内容，研究认为这与百岁老人缺损可能性及收入水平降低有关，变动进一步强化了低收入群体的自理能力受损劣势。女性贡献值为负，即性别收入变动强化了偏向高收入群体的能力受损差异，年龄与性别的贡献变动相互抵消，前者的作用更大，人口特征贡献变动整体上强化了低收入群体的自理受损劣势。

各要素相比，无论是社会活动能力还是日常生活能力受损，收入和区域的贡献变动均最大，前者源于影响力增强，后者得益于收入分配更加均匀。二者贡献变动均强化了低收入人群的受损劣势。三类特征相比，资源特征贡献变动最大。

表 3－7　与收入相关的自理能力受损差异变动分解（2005 年和 2014 年）

变量	社会活动能力			日常生活能力		
	ΔηC	ΔCη	合计	ΔηC	ΔCη	合计
家庭人均年收入（ln＋1）	－0.0090	0.0020	－0.0070	－0.0252	0.0032	－0.0219
受教育程度（参照：文盲）						
小学及以下	－0.0004	0.0008	0.0004	－0.0006	0.0005	0.0000
中学及以上	－0.0035	0.0018	－0.0017	－0.0106	0.0032	－0.0074
退休前职业地位（参照：普通）						
管理或技术岗位	－0.0017	0.0000	－0.0017	0.0038	－0.0001	0.0037
区域（参照：西部地区）						
中部地区	0.0009	0.0000	0.0009	0.0082	0.0000	0.0082
东部地区	0.0001	－0.0077	－0.0076	－0.0188	－0.0197	－0.0385
城乡（参照：农村）						
城市	0.0010	－0.0015	－0.0005	0.0106	－0.0111	－0.0005
养老保障（参照：无）						
有	0.0081	－0.0042	0.0040	0.0025	－0.0134	－0.0109
医疗保障（参照：无）						
有	－0.0502	0.0548	0.0046	－0.1017	0.1108	0.0092
资源特征合计			－0.0086			－0.0581
配偶状况（参照：无配偶）						
配偶健在	－0.0017	0.0029	0.0011	－0.0013	0.0025	0.0012
子女数量	－0.0001	0.0003	0.0002	0.0005	－0.0014	－0.0009
与子女同住（参照：否）						
是	0.0005	－0.0006	－0.0001	0.0008	－0.0024	－0.0016
家庭特征合计			0.0012			－0.0013
性别（参照：男性）						
女性	－0.0002	0.0012	0.0010	0.0009	0.0008	0.0017
年龄（参照：60～79 岁）						
80～99 岁	－0.0001	0.0050	0.0050	0.0005	0.0099	0.0104
100 岁及以上	－0.0012	－0.0051	－0.0063	－0.0031	－0.0095	－0.0126
人口特征合计			－0.0003			－0.0005

续表

变量	社会活动能力			日常生活能力		
	ΔηC	ΔCη	合计	ΔηC	ΔCη	合计
残差			0.0078			0.0180
合计			0.0002			-0.0419

第五节　本章小结

本章运用“中国老年健康影响因素跟踪调查”（CLHLS）2005和2014年数据，探索与收入相关的自理能力差异状况、变化及构成，分析维度包括社会活动能力和日常生活能力受损。分组数据和集中指数结果显示，两个年份中社会活动受损风险集中指数均为负，低收入群体受损更为严重；日常生活能力受损风险集中指数为正，高收入群体受损更为明显。随着时间的推移，与收入相关的社会活动能力受损差异几乎没有变化，日常生活能力受损差异有所降低。不同特征对与收入相关的自理能力受损差异贡献及变动方向总结如表3-8所示，具体情况如下。

表3-8　与收入相关的自理能力受损差异贡献及变动方向总结

分类	指标	2005年方向	2014年方向	变动方向
资源特征	社会活动能力受损	-	-	-
	日常生活能力受损	+	+	-
家庭特征	社会活动能力受损	0	+	+
	日常生活能力受损	+	+	-
人口特征	社会活动能力受损	+	+	-
	日常生活能力受损	+	+	-

资源特征弱化了高收入人群的社会活动受损劣势，同时强化了他们的日常生活能力受损劣势。具体来说，收入、受教育程度和医疗保障等个体资源要素是自理能力的保护因子，降低了老年人的受损风险，较高的经济水平和较好的认知能力为老年人带来

更好的营养条件、辅助工具甚至是服务利用水平等，这些因素帮助老年人保持相对较好的健康水平，从而降低他们自理能力受损可能性（王怀明、尼楚君、王翌秋，2011）。城乡、地域等资源要素与受损呈现出显著的正相关，结论在意料之外，却又在情理之中，结合前人结论（曾毅等，2001），本书认为样本在死亡上的自选择作用是这一现象出现的主要原因，中、东部及城市地区医疗和照料资源更为丰富，老年人在受损状态下存活时间更长。退休前较高的职业地位和较好的养老保障增加了受损概率，我们认为二者所增加的受损风险与他们的职业习惯和职业福利有关。长期以来中国养老保险与单位挂钩，大部分农民、个体户和无固定职业人员没有获得养老保障，在单位工作和职业地位较高的老年人从事脑力劳动的概率更大，他们与体力劳动者相比缺乏锻炼，生活作息不规律，不利于保持身体机能（王德文等，2004）。由于资源丰富的老年人收入往往更高，收入、受教育程度等保护因子的作用对高收入群体更有利，而城乡、区域和职业等因素的相关性则会增加高收入群体的受损劣势。在社会活动能力维度，保护因子贡献更大，资源带给低收入群体的受损相对严重，而在日常生活能力维度，样本自选择情况更为严重，职业影响力更大，资源贡献增加了偏向高收入群体的能力差异。可见，个体社会经济地位虽然能够给人们带来保护，但保护作用在相对基础的日常生活能力上有限。由于外部的医疗及支持体系的不足，农村及西部地区受损老年人的存活时间相对较短，这意味着低收入老年群体所面临的能力不公平比观测值更大。2014 年与 2005 年相比，保护因子的影响力进一步增强，受损因子的影响力也伴随着城乡区域一体化而向低收入群体蔓延，资源要素的作用对高收入人群越来越有利。

家庭特征对自理能力受损差异的贡献略微增强了高收入群体受损劣势，变动方向呈现维度差异。具体来看，婚姻可以通过配偶督促和增加社会支持来形成更健康的生活方式（Wyke and Ford，1992），已婚老年人健康水平好于丧偶或者未婚群体（陈华帅、魏强，2009），本书研究结论支持这一机制，无论在哪个调查年份，配偶的存在均降低了老年人的能力受损概率，与此同时，有配偶的老年人收入相对较高，配偶的保护作用弱化了高收入群体的受损劣势。与子女共同居住的老年人，自理能力受损概率更大，研究认为并非与子女共同居住增加了老年人受损概率，而是老年人的能力受损增加了子女和他们同住的可能性（杨恩艳、裴劲松、马光荣，2012），由于高收入老年人与子女同住的概率更高，同住所增加的受损风险也更多地发生在高收入群体中，它与婚姻所带来的负向贡献变动相互抵消，家庭特征整体上强化了高收入群体的受损劣势。2014 年与 2005 年相比，收入分配在有无配偶、是否同住人群中分布更加均衡，婚姻的保护作用向低收入群体扩展，与同住有关的损伤风险也越来越多地向他们延伸，贡献变动相互抵消后，家庭特征变动增加了高收入群体的社会活动能力受损劣势，同时缩小了其日常活动能力受损劣势。

人口特征的贡献略微强化了高收入群体的自理能力受损劣势，贡献变动程度随时间推移而略有减弱。无论是社会活动能力还是日常生活能力，由于生理上的差异，女性更容易患上产生轻微残障的疾病，而男性更容易患上威胁生命的疾病，这导致女性更有可能存活在残疾状态中（尹德挺，2007），本书研究支持这一结论，无论哪个调查年份，女性均比男性表现出更高的能力受损概率。研究同时发现，高龄老年人通常更容易感知到自身的脆弱性，疾病和机能衰退程度更高，这些均会使他们在统计上表现出更高的能力受损风险（尹德挺，2007）。2005 年，女性和 80 岁以下群体收入更低，使前者的作用强化了低收入老年人受损劣势，后者则缩小了这一劣势。随着女性地位提升和福利制度的完善，2014 年收入分布在男女之间更加均匀，百岁以下老年人财富优势下降，风险分布的性别和年龄差异性也随之降低，作用相互抵消后，人口特征贡献变动在两个能力维度上均弱化了高收入群体的受损劣势。

在两个调查年份中，对与收入相关的社会活动能力受损分布不均衡贡献最大的均是收入水平，贡献强化了低收入人群的受损劣势；区域和城乡则是与收入相关的日常生活能力受损差异的主要根源，贡献增加了高收入人群的受损劣势。可见个体的社会经济地位仍然是自我照顾能力维持的重要保护因子，但是地区社会经济发展所带来的医疗水平提升、环境改善则延长了高收入人群的预期寿命，同时也增加了他们的照料需要。无论是社会活动能力还是日常生活能力，收入和区域的贡献变动相对明显，方向一致，这使资源的整体贡献变动最大，变动对低收入人群更加不利。

第四章　与收入相关的家庭照料服务利用差异分析

受“孝”文化影响，家庭照料是中国的照料体系中不可或缺甚至是最为基础的部分。家庭照料既是照料体系的组成部分，又是个人需要与社会照料连接的重要环节，因此我们将其作为与收入相关的家庭照料服务利用差异的核心内容之一加以讨论。本章的具体思路如下：首先，分年度描述家庭照料服务利用强度和样本特征；然后，运用分组比较、集中指数和集中曲线呈现与收入相关的家庭照料服务利用差异；接着，运用回归分析法，探索相关要素对家庭照料服务利用的影响；最后，运用集中指数分解法分解与收入相关的家庭照料服务利用差异及其构成与变动，进而探讨家庭照料体系公平性。

第一节　变量描述

失能老年群体与自理老年群体的家庭照料在理论上有着不同的政策属性。照料体系之所以成为公共服务体系的核心组成部分，源于老年人自我照料缺失威胁了其基本生存，且这种风险可能溢出至社会，形成社会风险，影响社会稳定与社区和谐。近年来，家庭照料之所以从私人领域进入公共视野、从文化道德议题变为政策法律议题，原因在于家庭照料对个人溢出风险的承担，这种承担极大缓解了社会照料压力，在个体与公共服务中间形成缓冲带。对于自理老人而言，个人风险并不大，家庭照料缺失形成潜在社会风险的可能性较低，照料属于文化或私人事件。对于失能老人而言，家庭照料的缺失会使个人风险溢出至社会，形成公共服务需求，这也是目前诸多国家将家庭照料支持纳入公共政策的主要原因。人群区分可以让我们更为准确地理解公共服务框架中的服务利用差异和照料体系公平性。

一 家庭照料服务利用

本章以第二章构建的老年照料体系公平性分析框架为指导，运用中国老年健康影响因素跟踪调查（CLHLS）2005 年和 2014 年数据，探索与收入相关的老年人家庭照料服务利用差异。由于 CLHLS 2005 年数据仅收集了日常生活自理能力（ADL）不足老年人的家庭照料情况，为了充分利用数据，同时避免数据偏差，我们将分析对象分为三部分：2005 年日常生活自理能力受损老年人、2014 年日常生活自理能力受损老年人和 2014 年日常生活自理能力完好老年人。三个类别老年人样本数分别为 3553 人、1294 人和 4168 人。为了表述的简洁性，下文我们以失能老人和自理老人区分人群，此处的失能主要代表日常生活自理能力受损。一般情况下，日常生活自理能力受损的老年人也会面临社会活动能力缺失，但并不绝对。本书的研究中仍然有 1% 左右的老年人的日常生活自理能力受损，但他们仍然有完好的社会活动能力。除了个体认识上的差异，研究者认为这与老年人善于使用辅助器具、参与社会活动存在一定关联，在此特别说明。

如表 4 -1 所示，2005 年和 2014 年失能老人平均每周所获家庭照料时间分别为 40. 22 小时和 47. 20 小时，强度随着时间推移略有上升。2014 年自理老人平均每周所获家庭照料时间为 5. 46 小时，远低于失能老人群体。

表 4 -1 家庭照料服务利用描述

单位：小时

年份	类别	平均每周所获家庭照料时间	标准差
2005	失能老人	40. 22	54. 52
2014	失能老人	47. 20	60. 59

续表

年份	类别	平均每周所获家庭照料时间	标准差
2014	自理老人	5.46	19.32

二　样本特征

资源特征。如表 4－2 所示，失能老人 2005 年家庭人均年收入为 5600 元，2014 年超过 10000 元。2014 年自理老人家庭人均年收入与失能老人差异不大。绝大部分老年人处于文盲状态，文盲比例在自理老人群体中占比较低。无论调查年份及老年人自理能力如何，只有极少数老年人退休前处于管理或技术岗位。无论哪个调查年份，超过一半的失能老人居住在城市或者东部地区，自理老人居住在城市或者东部地区的比例相对较少。社会保障制度明显改善，2005 年拥有养老保障、医疗保障的老年人均不到 24%。2014 年，老年人拥有养老保障的比例接近 40%，同时绝大部分老年人已经获得了医疗保障。

家庭特征。2005 年，样本中有配偶的失能老人大约只有 15%，2014 年，这一比例有所提升，但占比仍然不到 1/4。在自理老人群体中，这一比例接近 50%。无论自理能力如何，不同年份老年人的健在子女数量为 4～5 人，随着时间推移略有提升。在居住安排上，七成以上的失能老人与子女同住，其比例随着时间推移而有所降低，接近一半的自理老人也选择了与子女同住。

需要特征。失能老人群体中的女性所占比例高于男性，2005 年女性所占比例达到 68.90%，2014 年虽有降低，但也超过了 60%，自理老人性别比较为均衡，各占 50%。2005 年，失能老人群体中 100 岁及以上老年人约占四成，80～99 岁老年人约占一半。2014 年，失能老人群体中 100 岁及以上老年人所占比例有所降低，其他两个组别所占比例则有所提升，自理老人中百岁老年人比例不足 10%，约有 42% 的老年人年龄低于 80 岁。样本中几乎所有失能老人都存在 IADL 受损，在自理老人群体中，也有近一半老年人的 IADL 受损。

表 4－2　样本描述

变量	2005 年 失能老人	2014 年 失能老人	2014 年 自理老人
资源特征			
家庭人均年收入（元）	5600 （8.47）	11810 （15.00）	11470 （13.99）
受教育程度（%）：			
文盲	71.40	69.01	51.92
小学及以下	21.28	24.11	34.55
中学及以上	7.32	6.88	13.53
退休前职业地位（%）：			
管理或技术岗位	7.43	7.50	7.85
城乡（%）：			
城市	53.31	53.17	44.24
区域（%）：			
西部地区	19.95	20.71	24.35
中部地区	28.96	27.90	31.62
东部地区	51.08	51.39	44.03
养老保障（%）：			
有	23.92	38.10	38.22
医疗保障（%）：			
有	23.90	86.17	92.78
家庭特征			
配偶状况（%）：			
配偶健在	15.11	23.42	46.79
健在子女数量（个）	4.05 （2.19）	4.48 （2.05）	4.51 （1.83）
与子女同住（%）：			
是	80.75	72.49	47.98
需要特征			
性别（%）：			
女性	68.90	64.37	50.00

续表

变量	2005 年 失能老人	2014 年 失能老人	2014 年 自理老人
年龄（%）：			
60～79 岁	6.61	10.97	41.96
80～99 岁	53.36	61.36	51.08
100 岁及以上	40.02	27.67	6.96
社会活动能力（IADL）（%）：			
受损	99.04	97.53	51.82
样本量	3553	1294	4168

注：表中的定类变量呈现比例，定距变量报告均值和标准差，即括号中的数据。

第二节　与收入相关的家庭照料服务利用差异

表 4－3 给出了分收入分层统计的家庭照料服务利用强度均值、集中指数和置信区间。从数据分布情况可见，并不是收入越高，老年人所获家庭照料服务利用强度均值越高。2014 年高收入组老年人的家庭照料服务利用强度均值虽然高于低收入组及较低收入组老年人，但低于中等收入组及较高收入组。这一现象的出现，是否源于高收入群体更多利用了社会照料，从而减少了对家庭照料的需要，我们将在下面的内容中加以探索。

从表 4－3 所呈现的家庭照料服务利用集中指数可见，失能老人家庭照料服务利用集中指数在 2005 年为 0.050，指数不等于 0，表明 2005 年家庭照料服务利用略微存在亲高收入群体的分布不均等。2014 年，失能老人和自理老人家庭照料服务利用集中指数分别为 0.030 和 0.104，后者通过了显著性检验，表明 2014 年失能老人的家庭照料服务利用分布总体上较为均等，自理老人的家庭照料服务利用表现出亲高收入群体的特征。

表 4-3　分收入分层的家庭照料服务利用强度均值与集中指数

单位：小时

收入分层	2005 年 失能老人	2014 年 失能老人	2014 年 自理老人
低收入组	38.38	45.39	3.84
较低收入组	38.46	43.71	4.71
中等收入组	38.31	50.81	6.67
较高收入组	43.15	48.09	7.15
高收入组	43.07	47.36	5.43
总计	40.22	47.2	5.46
CI	**0.050** ***	**0.030**	**0.104** ***
95%置信区间	[0.29, 0.072]	[-0.005, 0.065]	[0.056, 0.153]

*** $p<0.001$, ** $p<0.01$, * $p<0.05$。

图 4-1 为 2005 年失能老人、2014 年失能老人和 2014 年自理老人的家庭照料服务利用集中曲线，以家庭人均年收入排序累计百分比为横轴、家庭照料服务利用时间累计百分比为纵轴绘制，直观地展现与收入相关的中国老年人家庭照料服务利用分布。结果显示，老年人的家庭照料服务利用集中曲线均位于绝对公平线下方，表明家庭照料分布更加有利于高收入群体。相比之下，2014 年失能老人家庭照料服务利用集中曲线与绝对公平线最为接近，自理老人的家庭照料服务利用集中曲线向下凸出幅度最大，表明 2014 年失能老人家庭照料服务利用在不同收入群体之间分布

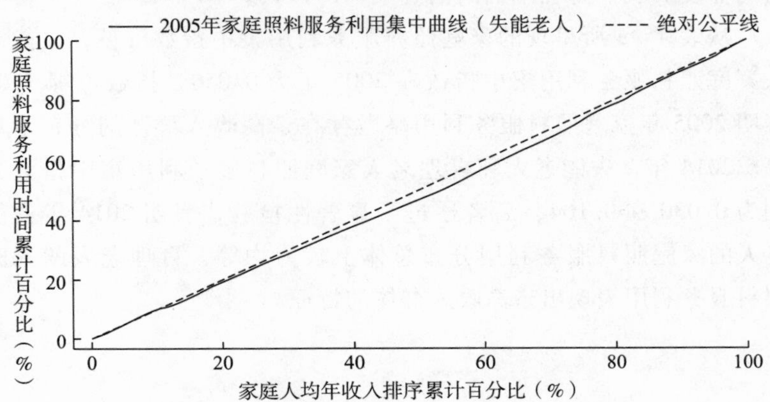

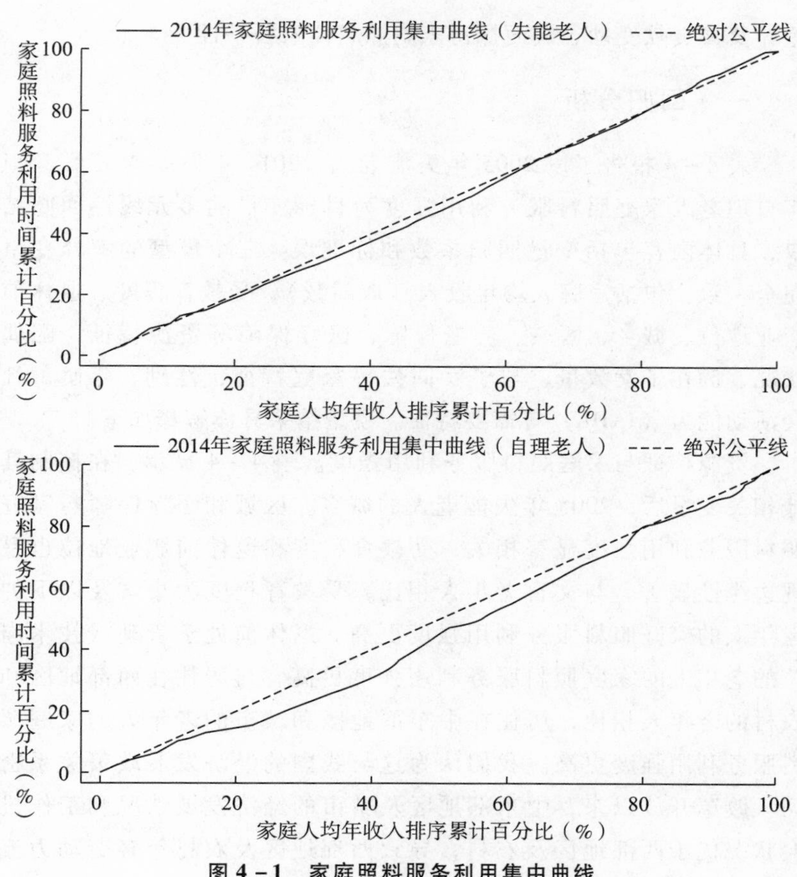

图 4－1　家庭照料服务利用集中曲线

较为均衡，自理老人家庭照料服务利用分布差异程度相对较高。

第三节　与收入相关的家庭照料服务利用差异构成

通过上面的分析，我们可以较为清晰地看到中国老年人的家庭照料服务利用存在亲高收入群体的不均衡。由于家庭照料服务利用强度为连续变量，下面我们将运用多元线性回归（OLS）模型探索各个要素对家庭照料服务利用的影响，运用第二章所列公式（2）和公式（4）分解上述影响对与收入相关的家庭照料服务利用差异及其贡献变动，进而探讨家庭照料体系公平性。

一 回归分析

表4－4报告了以2005年失能老人、2014年失能老人及2014年自理老人家庭照料服务利用强度为目标变量的多元线性回归结果，具体内容包括变量回归系数和标准误。三个模型的解释变量完全一致，包括家庭人均年收入（取对数）、受教育程度、退休前职业地位、城乡、区域、养老保障、医疗保障等资源特征，配偶状况、健在子女数量、与子女同住等家庭特征，性别、年龄、社会活动能力（IADL）等需要特征。模型结果具体解释如下。

资源特征与家庭照料服务利用强度。表4－4显示，在控制其他相关变量后，2005年失能老人的城乡、区域和医疗保障与家庭照料服务利用强度显著相关，受教育程度和退休前职业地位也呈现边缘性显著。与文盲老年人相比，受教育程度为小学及以下的老年人的家庭照料服务利用强度更高。退休前处于管理或技术岗位的老年人的家庭照料服务利用强度更高。与居住在西部地区和农村的老年人相比，居住在中东部地区和城市的老年人的家庭照料服务利用强度更高。我们认为这与我国的经济发展政策关系密切。改革开放以来，中东部地区及城市的经济发展状况和工作机会状况优于西部地区及农村，导致西部地区及农村年轻劳动力流动到中东部地区和城市，子女流动降低了他们为老年人提供照料的便捷性，从而降低了他们给予父母的照料强度（张文娟、李树茁，2004b）。与没有医疗保障的老年人相比，有医疗保障的老年人的家庭照料服务利用强度更低。结合相关研究，本书认为这源于医疗服务部分替代了照料服务（邓小虹，2010），从而削弱了家庭照料服务利用强度。分析结果显示，在控制其他相关变量后，2014年失能老人的家庭照料服务利用强度仅与他们的医疗保障显著相关，与没有医疗保障的老年人相比，有医疗保障的老年人的家庭照料服务利用强度更低，这一结论与2005年失能老人的结果基本一致。在自理老人模型中，资源特征的影响相对较大，在控制其他相关变量后，老年人的家庭照料服务利用强度与家庭人均年收入和城乡显著相关。家庭人均年收入越高，老年人的家庭照料服务利用强度越高。与居住在农村的老年人相比，居住在城市的老年人的家庭照料服务利用强度更低，这与失能老人的分析结果有所不同。

家庭特征与家庭照料服务利用强度。表4-4显示，无论调查年份和老年人自理能力如何，在控制其他相关变量后，与子女同住和家庭照料服务利用强度显著相关。与前人研究结论一致，与子女同住增加了家庭照料服务利用的可及性，同时同住老年人的照料需要通常更为迫切，共同促进了家庭照料服务利用强度的提升（韩枫，2017）。

需要特征与家庭照料服务利用强度。表4-4同时显示，在控制其他相关变量后，2005年失能老人的年龄与家庭照料服务利用强度显著相关，性别与IADL受损对家庭照料服务利用强度的影响也呈现边缘性显著。与低龄老年人相比，百岁高龄老年人所获子女照料更多；与男性相比，女性的家庭照料服务利用强度更高；与IADL完好的老年人相比，IADL受损增加了老年人的家庭照料服务利用强度。在控制其他相关变量后，2014年失能老人的家庭照料服务利用强度仅与他们的IADL受损程度有关，与没有受损的老年人相比，IADL受损的老年人所获家庭照料时间更多。在自理老人群体中，年龄仍然是家庭照料服务利用的显著影响因子，年龄越大所获家庭照料时间越多，老年人的IADL也是家庭照料的重要决策因子，IADL受损增加了老年人的家庭照料服务利用强度。

表4-4　家庭照料服务利用强度的多元线性回归结果

解释变量	2005年 失能老人	2014年 失能老人	2014年 自理老人
资源特征			
家庭人均年收入（ln+1）	0.12 (0.73)	-0.24 (1.12)	0.47* (0.23)
受教育程度（参照：文盲）			
小学及以下	4.87+ (2.53)	-1.91 (4.70)	0.05 (0.74)

续表

解释变量	2005年 失能老人	2014年 失能老人	2014年 自理老人
中学及以上	-0.06 (4.39)	2.07 (7.92)	0.05 (1.12)
退休前职业地位（参照：普通）			
管理或技术岗位	7.44 + (4.33)	11.76 (7.15)	0.21 (1.27)
区域（参照：西部地区）			
中部地区	7.00 ** (2.62)	2.47 (4.92)	1.48 + (0.83)
东部地区	7.12 ** (2.44)	2.82 (4.40)	0.39 (0.77)
城乡（参照：农村）			
城市	5.97 ** (1.99)	2.33 (3.59)	-1.69 ** (0.65)
养老保障（参照：无）			
有	1.03 (2.72)	0.09 (3.73)	0.97 (0.66)
医疗保障（参照：无）			
有	-8.25 ** (2.51)	-14.88 ** (4.87)	-0.26 (1.15)
家庭特征			
配偶状况（参照：无配偶）			
配偶健在	2.45 (3.01)	-7.50 (4.85)	0.29 (0.70)
健在子女数量	0.28 (0.42)	0.51 (0.83)	-0.04 (0.17)
与子女同住（参照：否）			
是	21.10 *** (2.47)	15.04 *** (4.20)	3.74 *** (0.63)
需要特征			
性别（参照：男性）			
女性	4.11 + (2.41)	5.75 (4.25)	-0.32 (0.69)

续表

解释变量	2005 年 失能老人	2014 年 失能老人	2014 年 自理老人
年龄（参照：60～79 岁）			
80～99 岁	6.35 (3.93)	4.91 (5.97)	2.32** (0.72)
100 岁及以上	13.59** (4.19)	4.55 (6.81)	5.04*** (1.34)
社会活动能力（IADL）（参照：自理）			
受损	18.13+ (9.33)	27.70* (11.13)	2.24*** (0.68)
常数项	-17.60 (11.47)	11.72 (16.81)	-3.02 (2.59)
样本量	3553	1294	4168

*** $p<0.001$，** $p<0.01$，* $p<0.05$，+ $p<0.1$。

二　分解分析

表 4-5 和表 4-6 分别报告了 2005 年和 2014 年与收入相关的家庭照料服务利用差异分解结果，内容包括各个解释变量的弹性系数、集中指数和贡献值。与上一章的计算方式一样，集中指数表示收入在相关变量上的分布。贡献值由弹性系数与集中指数相乘所得，表示当其他变量不变时，解释变量每变化一个单位所引致的家庭照料服务利用差异变化。负的贡献值将增加低收入群体的照料服务利用优势，正的贡献值则会强化有利于高收入群体的照料服务利用差异，与上一章的处理方法一样，当变量有多个分类时，将多个类别贡献值加总，作为该变量的整体贡献值。本研究还以特征贡献值为基础绘制柱状图（图 4-2 和图4-3），直观展现资源特征、家庭特征和需要特征的贡献，分析结果具体如下。

资源特征和与收入相关的家庭照料服务利用差异。表 4-5 显示，在影响显著的资源特征中，受教育程度、退休前职业地位及城乡的贡献值均为正，表明这些变量的影响强化了亲高收入群体的家庭照料服务利用差异。医疗保障的贡献值为负，其影响缩小了家庭照料服务利用中的高收入群体优势。这对低收入群体来说未必是好事。高收入群体拥有良好的医疗保障，支持他们用医疗服务替代家庭照料，从而减轻了家庭照料负担。强化高收入群体家庭照料服务利用优势的资源特征还有家庭人均年收入和养老保障。

家庭特征和与收入相关的家庭照料服务利用差异。表4－5显示，在影响显著的变量中，与子女同住的贡献值为正，表明它的促进作用强化了亲高收入群体的家庭照料服务利用差异。我们同时也观察到，与子女同住的弹性系数虽然较大，即对家庭照料服务利用提升的影响力较大，但变量的收入分配相对均匀，它对家庭照料服务利用差异的贡献并不高。此外，2005年高收入群体的子女数量略多，使得该变量的促进作用略微强化了高收入老年群体的家庭照料服务利用优势。

需要特征和与收入相关的家庭照料服务利用差异。表4－5表明，性别的贡献值为负，年龄的贡献值则为正，前者的影响强化了亲低收入群体的家庭照料服务利用差异，后者的影响弱化了这一差异。由于收入在IADL不同的老年人群体中分布十分均匀，IADL对家庭照料服务利用的促进作用几乎没有对其均等性产生影响。

在2005年的失能老人群体中，对与收入相关的家庭照料服务利用差异贡献最大的要素依次为城乡和医疗保障，其中城乡的贡献值大于0，医疗保障的贡献值小于0，使得该年份家庭照料服务利用整体上更加有利于高收入群体。由此可见，2005年为高收入失能老人带来家庭照料服务利用优势的并不是老年人的个体社会经济地位，而是社会经济发展所造成的人员流动及城乡分割。

表4－5　与收入相关的家庭照料服务利用差异分解结果（2005）

	弹性系数	集中指数	贡献值
资源特征合计			0.028
家庭人均年收入（ln＋1）	0.023	0.086	0.002

续表

	弹性系数	集中指数	贡献值
受教育程度（参照：文盲）			
小学及以下	0.026	0.156	0.004
中学及以上	0.000	0.482	0.000
退休前职业地位（参照：普通）			
管理或技术岗位	0.014	0.480	0.007
区域（参照：西部地区）			
中部地区	0.050	-0.142	-0.007
东部地区	0.090	0.190	0.017
城乡（参照：农村）			
城市	0.079	0.238	0.019
养老保障（参照：无）			
有	0.006	0.359	0.002
医疗保障（参照：无）			
有	-0.049	0.317	-0.016
家庭特征合计			**0.002**
配偶状况（参照：无配偶）			
配偶健在	0.009	0.033	0.000
健在子女数量	0.029	0.029	0.001
与子女同住（参照：否）			
是	0.424	0.003	0.001
需要特征合计			**0.002**
性别（参照：男性）			
女性	0.070	-0.029	-0.002
年龄（参照：60~79岁）			
80~99岁	0.084	0.012	0.001
100岁及以上	0.135	0.022	0.003
社会活动能力（IADL）（参照：自理）			
受损	0.446	0.000	0.000
残差			**0.018**
合计			**0.050**

续表

	弹性系数	集中指数	贡献值
水平公平指数（HI）			**0.048**

注：水平公平指数（HI），由整体不平等集中指数减去需要（合理）特征的贡献值所得，用于衡量服务利用公平性大小；2005 年分析结果只适用于失能老人。

图 4－2 直观地展示了各个特征对 2005 年失能老人家庭照料服务利用差异的贡献。资源特征在 2005 年对失能老人家庭照料服务利用差异的整体贡献最大，其次是需要特征和家庭特征，三类特征的贡献值均为正，作用叠加，共同强化了有利于高收入群体的家庭照料服务利用差异。借鉴以往研究（O'Donnell et al.，2008），如果我们视需要特征所致的家庭照料服务利用差异为合理现象，排除需要特征对差异的贡献后，所得水平公平指数（HI）仍然为正，表明 2005 年我国失能老人家庭照料服务利用存在不公平，但程度微弱，因为该年份高收入群体所表现出来的家庭照料服务利用需要更高，所计算出来的不公平程度较不均等程度略低。

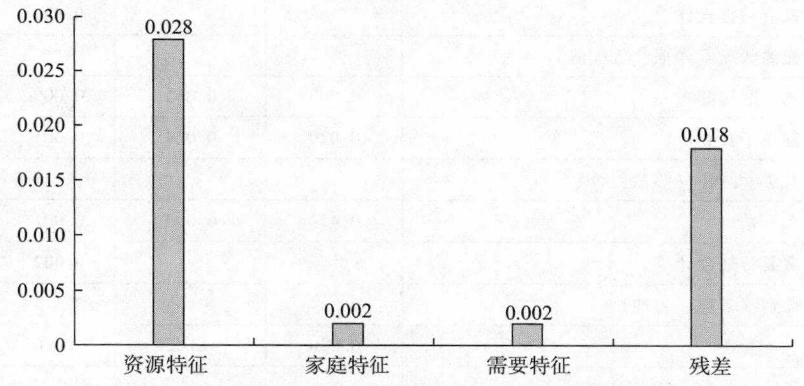

图 4－2　与收入相关的家庭照料服务利用差异特征贡献值

资源特征和与收入相关的家庭照料服务利用差异（2014 年）。表 4－6 表明，在失能老人群体中，医疗保障显著降低了失能老人的家庭照料服务利用强度，但该变量 2014 年的集中指数几乎为零，因此该变量并没有对家庭照料服务利用差异产生影响。失能老人的家庭人均年收入的贡献值为负，表明家庭人均年收入削弱了有利于高收入群体的家庭照料服务利用差异；城乡的贡献值为正，意味着该变量的影响增强了高收入群体在家庭照料服务利用中的优势。强化高收入群体家庭照料服务利用优势的变量还包括老年人退休前职业地位和所在区域。在自理老人群体中，家庭人均年收入、退休前职业地位和养老保障的贡献强化了有利于高收入群体的家庭照料服务利用差异，城乡及区域的贡献则缩小了这一差异。

家庭特征和与收入相关的家庭照料服务利用差异（2014 年）。表4－6 表明，无论是失能老人还是自理老人，与子女同住都增加了他们所获得的家庭照料时间，但在失能老人群体中，与子女同住的集中指数为零，而在自理老人群体中，与子女同住的集中指数为正，使得前者贡献值为零、后者贡献值为正。换言之，对于失能老人来说，子女是否与老年人同住与老年人的家庭人均年收入关系不大，但在自理老人群体中，家庭人均年收入较高的老年人与子女同住的概率会增加，这强化了高收入群体的家庭照料服务利用优势。配偶的贡献则与之相反，在失能老人群体中，配偶的贡献对低收入人群更加有利；在自理老人群体中，收入在有无配偶老年人之间分布较为均衡，该变量对家庭照料服务利用差异贡献并不大。

需要特征和与收入相关的家庭照料服务利用差异（2014 年）。从表 4－6 可见，在失能老人群体中，虽然 IADL 受损的弹性系数较大，但它的收入分布十分均匀，未对收入不同群体的家庭照料服务利用差异产生明显影响。性别的贡献值为负，强化了低收入群体的家庭照料服务利用优势；年龄的贡献值则为正，弱化了上述优势，需要特征对与收入相关的家庭照料服务利用差异的贡献很小。在自理老人群体中，年龄和 IADL 受损均是强化自理老人家庭照料服务利用差异的重要因子，二者的贡献值均为负，共同弱化了高收入群体的家庭照料服务利用优势。

相比之下，对 2014 年失能老人家庭照料服务利用差异贡献最大的两个变量为退休前职业地位和城乡，二者均强化了高收入群体的家庭照料服务利用优势。对自理老人家庭照料服务利用差异贡献最大的为家庭人均年收入，其次为城乡。

表 4－6　与收入相关的家庭照料服务利用差异分解结果（2014 年）

变量	失能老人			自理老人		
	弹性系数	集中指数	贡献值	弹性系数	集中指数	贡献值
家庭人均年收入（ln+1）	－0.045	0.085	－0.004	0.753	0.080	0.060
受教育程度（参照：文盲）						
小学及以下	－0.010	0.125	－0.001	0.003	0.034	0.000
中学及以上	0.003	0.413	0.001	0.001	0.297	0.000
退休前职业地位（参照：普通）						
管理或技术岗位	0.019	0.376	0.007	0.003	0.497	0.001
区域（参照：西部地区）						
中部地区	0.015	－0.117	－0.002	0.086	－0.104	－0.009
东部地区	0.031	0.095	0.003	0.032	0.109	0.003
城乡（参照：农村）						
城市	0.026	0.181	0.005	－0.137	0.197	－0.027
养老保障（参照：无）						
有	0.001	0.170	0.000	0.068	0.202	0.014
医疗保障（参照：无）						
有	－0.272	－0.001	0.000	－0.044	－0.008	0.000
资源特征合计			**0.009**			**0.042**
配偶状况（参照：无配偶）						
配偶健在	－0.037	0.024	－0.001	0.025	0.003	0.000
健在子女数量	0.049	0.007	0.000	－0.030	－0.010	0.000
与子女同住（参照：否）						
是	0.231	0.000	0.000	0.329	0.043	0.014
家庭特征合计			**－0.001**			**0.014**
性别（参照：男性）						
女性	0.078	－0.029	－0.002	－0.029	0.014	0.000

续表

变量	失能老人			自理老人		
	弹性系数	集中指数	贡献值	弹性系数	集中指数	贡献值
年龄（参照：60～79 岁）						
80～99 岁	0.064	0.039	0.003	0.217	0.009	0.002
100 岁及以上	0.027	－0.028	－0.001	0.064	－0.053	－0.003
社会活动能力（IADL）（参照：自理）						
受损	0.572	0.000	0.000	0.213	－0.022	－0.005
残差			**0.021**			**0.053**
合计			**0.030**			**0.104**
HI			**0.030**			**0.111**

从图 4－3 可见，对失能老人而言，2014 年三类特征中对家庭照料服务利用差异贡献最大的是资源特征，强化了高收入群体家庭照料服务利用优势。家庭特征及需要特征的贡献甚微，其中家庭特征贡献略有利于低收入群体，需要特征则几乎没有贡献。对自理老人来说，三类特征中对家庭照料服务利用差异贡献最大的亦是资源特征，其次是家庭特征和需要特征，其中资源特征和家庭特征的贡献值为正，需要特征的贡献值为负。如视相关家庭照料服务利用差异为合法差异，并计算水平公平指数（HI），2014 年失

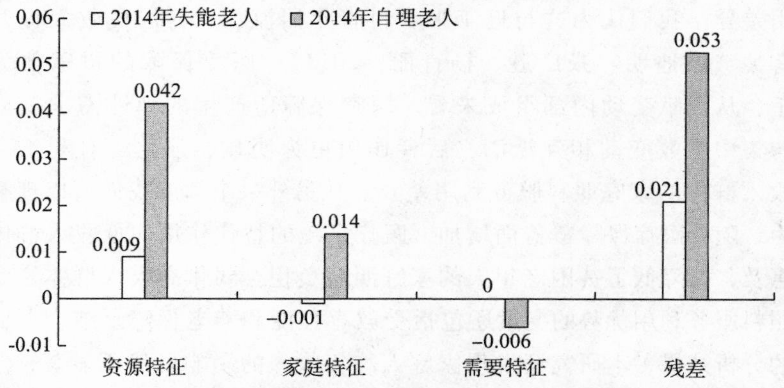

图 4－3　与收入相关的老年人家庭照料服务利用差异特征贡献值（2014 年）

能老人和自理老人的家庭照料服务利用水平公平指数（HI）分别为0.030和0.111，表明失能老人家庭照料体系公平性较好，自理老人的家庭照料体系存在不公平。失能老人的家庭照料服务利用不公平与不均等程度一致，而自理老人的家庭照料服务利用不公平程度略大于不均等程度。

第四节　与收入相关的家庭照料服务利用差异变动

与2005年相比，2014年，与收入相关的失能老人家庭照料服务利用集中指数由0.50下降至0.30，整体变动不大，略微弱化了高收入群体的家庭照料服务利用优势。表4-7呈现了与收入相关的家庭照料服务利用差异变动的分解结果，其中ΔηC表示弹性系数所致的差异变化，ΔCη则表示集中指数所致的差异变化，二者相加则为该变量的贡献变动。

资源特征和与收入相关的家庭照料服务利用差异变动。表4-7显示，城乡、区域和医疗保障的贡献变动较大。其中城乡贡献值为负，强化了有利于低收入群体的家庭照料服务利用差异。从贡献变动内部组成来看，二者的弹性系数和集中指数相互强化。即是说，与2005年相比，2014年家庭照料服务利用的城乡和区域差异变小，收入分布也更加均匀，它们共同缩小了家庭照料服务利用差异。我们认为这与近年来农村青年回流、农村居民收入提升有关（戚迪明、张广胜、杨肖丽，2013）。医疗保障的贡献值为正，从贡献变动内部组成来看，医疗保障所产生的弹性需求变动与集中指数变动相互抵消，后者作用更为明显，强化了有利于高收入群体的家庭照料服务利用差异。从另外一个角度我们可以理解为，随着医疗保障覆盖面增加，医疗系统的替代作用向低收入群体惠及，这降低了贫困老年人的家庭照料负担。弱化高收入群体家庭照料服务利用优势的变量还包括受教育程度和养老保障。结合上面的分析结果，本研究还发现家庭人均年收入的影响虽然不显著，但作用方向发生变化，使得贡献变动对低收入人群更加有利。

家庭特征和与收入相关的家庭照料服务利用差异变动。表4-7显示，各个家庭特征变量的贡献值为负，强化了有利于低收入群体的家庭照料服务利用差异。从差异变动分解结果来看，配偶健在的弹性系数和健在子女数量的集中指数变动最大。与2005年相比，配偶健在的影响力有所提升，降低了子女为父母提供照料的时间。与此同时，不同收入失能老人的健在子女数量差异变小，这使得家庭特征的整体变动对低收入人群更有利。

需要特征和与收入相关的家庭照料服务利用差异变动。表4-7同时显示，性别和年龄的贡献变动亦强化了有利于低收入群体的失能老人家庭照料服务利用差异，IADL贡献变动则与之相反。相比之下，年龄的贡献变动最为明显，变动一方面来源于百岁特征的促进作用下降，另外一方面在于他们的收入优势降低，共同减弱了年龄带给高收入人群的家庭照料服务利用优势。

相比之下，城乡和医疗保障贡献变动最为明显。前者因影响力变小、收入均等化而对低收入人群更加友好，后者因医疗保障普及、替代作用在低收入人群中更明显而削弱了低收入人群家庭照料服务利用优势。

三类特征贡献值均为负，整体上弱化了有利于高收入群体的失能老人家庭照料服务利用差异，差异变动对低收入群体更加有利。相比之下，资源特征的贡献变动最大，其次是家庭特征，需要特征贡献变动较为稳定。

表4-7　与收入相关的家庭照料服务利用差异变动分解（2005年和2014年）

变量	ΔηC	ΔCη	合计
家庭人均年收入（ln+1）	-0.0059	0.0001	-0.0058
受教育程度（参照：文盲）			
小学及以下	-0.0055	0.0003	-0.0052
中学及以上	0.0015	-0.0002	0.0013
退休前职业地位（参照：普通）			
管理或技术岗位	0.0024	-0.0019	0.0004
区域（参照：西部地区）			

续表

变量	ΔηC	ΔCη	合计
中部地区	0.0051	0.0004	0.0055
东部地区	-0.0113	-0.0029	-0.0143
城乡（参照：农村）			
城市	-0.0126	-0.0015	-0.0141
养老保障（参照：无）			
有	-0.0019	-0.0001	-0.0021
医疗保障（参照：无）			
有	-0.0706	0.0865	0.0158
资源特征合计			**-0.0185**
配偶状况（参照：无配偶）			
配偶健在	-0.0015	0.0003	-0.0012
健在子女数量	0.0006	-0.0011	-0.0005
与子女同住（参照：否）			
是	-0.0006	-0.0005	-0.0011
家庭特征合计			**-0.0028**
性别（参照：男性）			
女性	-0.0002	0.0000	-0.0002
年龄（参照：60~79岁）			
80~99岁	-0.0003	0.0017	0.0015
100岁及以上	-0.0024	-0.0013	-0.0037
社会活动能力（IADL）（参照：自理）			
受损	0.0000	0.0004	0.0003
需要特征合计			**-0.0021**
残差			0.0081
合计			-0.0202

第五节　本章小结

本章继续运用中国老年健康影响因素跟踪调查（CLHLS）2005

年和2014年数据探索与收入相关的中国老年人家庭照料服务利用差异、构成及其变化，基于数据特征和政策意义，论证分为三个部分：2005年与收入相关的失能老人家庭照料服务利用差异、2014年与收入相关的失能老人家庭照料服务利用差异和2014年与收入相关的自理老人家庭照料服务利用差异。分组数据和集中指数分析显示，2005年失能老人的家庭照料服务利用差异略微有利于高收入群体。2014年失能老人的家庭照料服务利用在不同收入群体之间分布较为均衡，但是在自理老人群体中，收入相对较高的老年人的家庭照料服务利用强度仍然显著高于收入相对较低的老年人。不同特征对与收入相关的家庭照料服务利用差异贡献及变动方向总结如表4-8所示。

表4-8　与收入相关的家庭照料服务利用差异贡献及变动方向总结

分类	人群	2005年方向	2014年方向	变动方向
资源特征	失能老人	+	+	-
	自理老人	**Na**	+	**Na**
家庭特征	失能老人	+	-	-
	自理老人	**Na**	-	**Na**
需要特征	失能老人	+	**0**	-
	自理老人	**Na**	-	**Na**

资源特征增强了有利于高收入群体的家庭照料服务利用差异，程度随时间推移而降低。在对失能老人群体的分析中，家庭人均年收入、受教育程度和退休前职业地位等个体社会经济指标对家庭照料服务利用的影响力有限，仅在2005年呈现边缘性显著，略微增加了家庭照料服务利用强度。这与以往诸多研究的结果一致，虽然交换、协商和利他等多种逻辑并存于代际交换之中（Cong and Silverstein，2011），但以利他为基础的合群模式仍然是中国失能老人家庭照料资源分配的核心（Lee and Xiao，1998）。城市老年人的家庭照料服务利用强度显著高于农村，研究认为这源于我国农村和欠发达地区人口大规模外流，在空间上阻断了子女提供照料的可能性，削弱了子女给予老年人的照料强度（张文娟、李树茁，

2004b)。结果同时显示，拥有医疗保障的老年人能够从医疗体系中获得更多支持，这种支持不仅能够降低照料需求，也替代了部分家庭照料。这对不堪重负的家庭照料来说是好事，但从效率角度却不值得提倡。医疗服务的成本往往更高，这种替代会造成公共资源的利用效率低下，两个支持系统之间的分治整合有待厘清。由于资源特征集中指数均为正，因此资源特征的促进作用强化了有利于高收入群体的家庭照料服务利用差异程度，而医疗系统所替代的家庭照料时间则弱化了上述差异，相比之下促进作用更为明显，资源特征整体上提升了高收入群体的家庭照料服务利用优势。与2005年相比，2014年资源特征的促进作用减弱，财富分布亦更加公平，二者作用叠加，贡献变动对低收入群体更加有利。

家庭特征对家庭照料服务利用差异贡献微弱，从有利于高收入群体转向有利于低收入群体。在失能老人群体中，2005年，配偶健在、多子女和与子女同住都较多分布在高收入老年人群体中。其中配偶的影响力不足，对家庭照料服务利用差异贡献微弱。与子女同住虽然增加了子女为老年人提供照料的便捷性和可能性，但因居住形式与财富分配相关性微弱，与子女同住带来的照料提升只是略微增加了高收入群体的家庭照料服务利用优势。模型中子女数量的增加并没有显著影响老年人的家庭照料服务利用强度，结论再次验证了“多子未必多福”，子女数量的提升并不会带来老年人家庭照料支持的显著提升（石智雷，2015），变量影响力的不足使得它对与收入相关的家庭照料服务利用差异的贡献也十分有限，略微强化了高收入群体的家庭照料服务利用优势。与2005年相比，2014年财富在不同家庭特征群体中的分布更加均匀，配偶在子女照料提供决策中的作用变大，以同住获子女支持的形式有所改变，这些变化对低收入人群更加有益。换言之，随着家庭向核心化发展，高收入老年人群的子女数量优势和对子女的依赖有所降低，家庭照料服务利用优势随之弱化。

需要特征的贡献略微强化了有利于高收入群体的家庭照料服务利用差异，程度随着时间推移而降低。在失能老人群体中，因为需要水平更高，潜在风险更大，女性、高龄和IADL受损均提升了老年人的家庭照料服务利用强度。2005 年，女性的集中指数为负，高龄的集中指数为正，财富在 IADL 受损不同群体中分布均匀，作用抵消后，贡献整体上强化了高收入人群的家庭照料服务利用优势。2014 年，子女在给予照料时更加注重老年人当下的自理能力状况，性别和高龄的潜在影响弱化，差异变动对低收入老年人更加有利。

各变量相比，对 2005 年失能老人与收入相关的家庭照料服务利用差异贡献最大的变量是城乡、医疗保障及区域。城乡、区域强化了高收入人群家庭照料服务利用优势，医疗保障的替代作用则削弱了这一优势。对 2014 年失能老人与收入相关的家庭照料服务利用差异贡献最大的变量为退休前职业地位、城乡，均强化了高收入群体的家庭照料服务利用优势。在自理老人群体中，收入水平和城乡的作用最大，前者对高收入人群更加有利，后者强化了低收入人群家庭照料服务利用优势。基于失能老人和自理老人群体的贡献差异，本研究认为合群理论更加适合解释失能老人群体的家庭照料服务利用行为，无论老年人的个人经济状况如何，当他们无法照料自己时，家庭都给予了他们支持，且与收入分层关系不大。但在自理老人群体中，照料不是危及生存的必需品，交换逻辑仍然存在。两个人群城乡作用的截然不同也提醒研究者，老年人所处的社会文化背景也影响了供给决策。农村子女外出务工，照顾孙辈而产生的代际交换更加突出（郭秋菊、靳小怡，2018），但是当老年人自理能力丧失，需求变得更为强烈，家庭照料提供能力弱化时，农村子女人口流动的现实状况又导致他们提供照料的强度不及城市子女。从变动来看，随着城乡一体化发展和收入差异变小，高收入人群家庭照料服务利用优势有所减弱。与此同时，医疗保障普及使得医疗替代作用在低收入人群中更加明显，这削弱了低收入人群在家庭照料服务利用中的优势。

各特征相比，2005 年时资源特征不同是造成失能老人群体家庭照料服务利用差异的主要原因。如果我们视个体需要所致的家庭照料服务利用差异为合理现象，排除需要特征贡献后，失能老人家庭照料服务利用呈现微弱的不公平，程度较实际差异略低。

2014 年资源特征对老年人家庭照料服务利用差异的贡献仍然最大。失能老人家庭照料服务利用不公平进一步减弱，自理老人家庭照料服务利用仍然表现出不公平，程度略微大于差异值。家庭特征和需要特征对家庭照料服务利用差异的相对贡献虽然不大，但贡献变动所折射出的社会文化变迁值得政策研究者留意。

第五章　与收入相关的机构照料服务利用差异分析

机构照料是家庭照料体系的补充，常常也是极度体弱老年人的最后依靠。它经历了由政府办到市场办，再到政府主导、社会参与的过程。变化中的机构照料服务利用差异及其影响机制如何，是本章将要探究的重点议题。以老年照料体系公平性分析框架为指导，以与收入相关的机构照料服务利用差异为核心，本章将分为如下几个部分：首先，利用列联表描述机构照料状况，运用分组比较、集中指数和集中曲线描述与收入相关的机构照料服务利用差异；其次，运用回归分析探索机构照料服务利用的影响因素；最后，运用集中指数分解方法分解不同因素对与收入相关的机构照料服务利用差异及其贡献变动，进而探讨机构照料体系公平性。

第一节　变量描述

机构养老服务虽然一直存在于中国福利制度之中，但它的功能定位却随着社会变迁和福利制度的完善而改变，政府所使用的政策工具也呈现阶段性差异。计划经济时代，家庭人力资源相对充足，单位也承担了部分福利责任，政府以行政干预的方式为城镇“三无”和农村“五保”老年人提供基本赡养服务，机构养老属于救助制度。改革开放初期，国家虽然提出了社会福利社会化的构想，但市场和社会发育不足，政府推进力度有限，养老机构基本上维持着原有的政策功能和行政干预方式（郭林，2019）。全国层面的社会福利社会化改革开始于20世纪初，2005年《关于支持社会力量兴办社会福利机构的意见》发布，以扩大总量为目标的市场刺激工具不断被运用，公办养老机构逐步改制，民办养老机构快速发展，机构养老功能从救助向适度普惠转型（谭兵，2018）。理论上，市场促活力、重效率，政府则被期待在安全性和公平性上有所担当、保障和补偿初次分配中的弱势人群（宁华宗，2015）。目前欧美各国社会养老服务体系公平性分析结果也验证了这一假设，在政府干预程度较高的福利国家，养老服务获益较为均衡，甚至有利于低收入人群。而在市场融资程度较高的地区，高收入群体获益更为明显（Carrieri，Novi，and Orso，2017）。综上，中国的机构养老政策至少已经经历了从完全行政主导到市场培育的两个阶段，人群获益差异是否与理论假设及欧美国家一致，仍然未能得到验证。在此背景下，本章以老年照料服务利用不平等分析框架为指导，探索与收入相关的机构照料服务利用不平等，重点比较改革前后服务利用不平等的差异，以为正在推进的养老体系结构调整提供借鉴。

本章继续运用 CLHLS（中国老年健康影响因素跟踪调查）2005 年和 2014 年的数据探索机构照料服务利用不平等及其影响因素。鉴于第三章已经对样本特征展开了描述，本章不再重复呈现。与第三章样本数量一致，删除样本缺失值后，本章论证样本共有 19587 人，其中 2005 年样本量为 14125 人，2014 年样本量为 5462 人。如表 5－1 所示，2005 年样本中利用机构照料的老年人比例接近 2%，2014 年的这一比例略有下降。数据的下降与我国民政部门所给出的机构照料人数上升状况有所不符，其中原因值得未来再做探究。一种可能的解释是，样本对高龄老年人进行了超比例抽样，这些老年人相对传统，对社会养老的接纳程度有限，因此他们的服务利用率较为稳定。鉴于这是目前全国数据中唯一有机构照料变量的数据，多份报告显示数据质量良好（曾毅，2013a），我们仍然利用该数据展开分析。

表 5－1　机构照料服务利用描述

单位：人，%

年份	频数	服务利用率
2005	280	1.98

续表

年份	频数	服务利用率
2014	94	1.72
合计/整体	374	1.91

第二节　与收入相关的机构照料服务利用差异

表5－2呈现了分收入分层统计的机构照料实际利用率、集中指数和置信区间。机构照料服务实际利用率分组数据表明，无论哪个调查年份，高收入组别老年人利用机构照料的可能性都高于其他组别老年人。数据同时显示，并非收入越低，机构照料服务利用的可能性越小，最低收入组老年人的服务利用率虽然低于最高收入组，但高于其他三个组别，也即中等收入水平老年人利用机构照料服务的可能性最小。我们认为这与我国“三无”“五保”救助政策有关，院舍照料作为救助制度的一部分，增加了最低收入人群进入机构的可能性。数据还表明，随着时间的推移，高收入组别老年人服务利用率升高，其他组别服务利用率均有所下降。

从表5－2可见，2005年和2014年以家庭人均年收入为排序依据的机构照料服务利用集中指数分别为0.005和0.391，其中2014年指数显著不为零。可见，由于最高和最低收入组的利用优势抵消，2005年我国的机构照料服务利用整体均等；2014年我国机构照料服务利用分布存在显著差异，高收入人群从中获益更多。

表5－2　分收入分层的机构照料服务利用率与集中指数

单位：%

收入分层	2005年	2014年
低收入组	2.61	1.35
较低收入组	1.57	0.9
中等收入组	1.29	0.55
较高收入组	1.53	0.5

续表

收入分层	2005 年	2014 年
高收入组	2.93	5.28
整体	1.98	1.72
CI	0.005	0.391***
置信区间	[-0.062 , 0.073]	[0.272, 0.511]

*** $p < 0.001$, ** $p < 0.01$, * $p < 0.05$。

图 5-1 直观地展现了两个年份与收入相关的机构照料服务利用分布。在前文的分析中我们已经说过，如果经济地位不同的每一个个体机构照料服务利用都相同，那么机构照料利用的集中曲线将与45°绝对公平线重合，即机构照料服务利用处于绝对平等状态。当低收入群体服务利用率更高时，集中曲线将位于45°绝对公平线以上，反之则会位于45°绝对公平线下方。虽然2005 年中国老年人的机构照料服务利用集中指数显示利用水平整体上较为均等，但图 5-1 的集中曲线表明，这种整体均等并不意味着分布均衡。家庭人均年收入排序最低的老年人和排序最高的老年人服务利用率相对较高，二者作用相互抵消，使服务利用分布整体上较为均等。实际上，单纯的指数评估未能敏感地探索到中等收入家庭的利用状况，2005 年中等收入家庭是机构照料服务利用率最低的群体。2014 年与2005 年的曲线相比，曲线向上凸出部分面积变

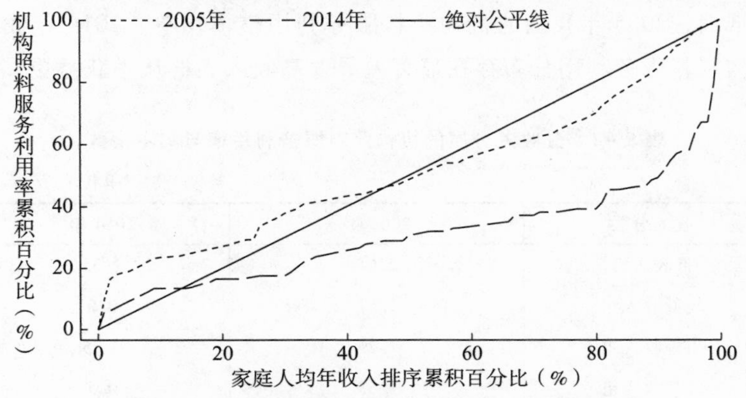

图 5-1　机构照料服务利用集中曲线

小，向下凸出部分面积变大，表明随着时间的推移，我国的机构照料供给和传输体系给予低收入群体的相对优势减少，给予高收入群体的相对优势增加，使2014年与收入相关的老年机构照料服务利用差异扩大，差异朝着更加有利于高收入群体的方向发展。

第三节 与收入相关的机构照料服务利用差异构成

上文的分组描述、集中指数计算和集中曲线绘制结果显示，我国老年人机构照料服务利用从相对均等走向有利于高收入群体，下文我们将继续对其内部构成展开探索。由于机构照料服务利用为二分类变量，接下来将运用二元逻辑回归分析探索机构照料服务利用的影响因素，运用第二章所列公式（3）分解不同变量对与收入相关的机构照料服务利用的差异，用公式（4）分解这种差异的变化，因为通过分解，才能进一步得出水平公平指数，了解不公平程度，因此用分解或者评估会更准解。

一 回归分析

表5－3报告了以2005年和2014年机构照料服务利用可能性为目标变量的回归模型。由于在人群中利用机构照料服务的老年人比例较低，为了验证模型稳定性，为每个目标变量构建两个回归模型，一个是常规的二元Logit回归模型，另一个是Clog－log回归模型。Clog－log回归模型利用非对称的极值分布进行估算，由于该极值分布左偏，因此事件发生概率P趋近于1的速度快于趋近为0的速度，一定程度上修正了Logistic分布在稀有事件拟合上的可能偏差。Clog－log回归模型在本研究中用于比较logistic模型中各个解释变量系数的稳定性。也就是说，如果Clog－log估计结果与Logistic类似，那么在一定程度上可以认为Logit模型的估计较为稳定，发生“稀有事件偏倚”的可能性较小，Logit链接函数为基础估计系数可以更为放心地应用在下面的分解模型之中（王存同，2017）。四个回归模型的解释变量完全一致，包括老年人的家

庭经济水平（取对数，以家庭人均年收入测量）、受教育程度、退休前职业地位、所居住的城乡位置（以下简称城乡）、地域和社会保险状况、性别、年龄、自理能力、配偶状况、健在子女数量。模型结论具体如下所述。

资源特征与机构照料服务利用。表 5－3 所示的 2005 年的 Logit 模型表明，在控制其他相关变量后，2005 年老年人的经济水平、退休前职业地位、城乡、是否享有医疗保障均显著影响老年人的机构照料服务利用行为。老年人人均家庭收入越高，他们越不可能利用机构照料服务；与普通老年人相比，退休前处于管理或技术岗位的老年人，他们利用机构照料服务的概率有所提升，这与我国单位制所附带的老年服务相关；与农村老年人相比，城市老年人利用社区照料服务的概率更高；与没有医疗保障的老年人相比，有医疗保障的老年人更有可能利用机构照料服务。由此可推断，2005 年我国养老服务市场并未建立，经济资源与服务的自由交换有限，高收入群体的机构照料服务利用优势并非来源于个人收入，而在于制度分割，那些享有城市户籍及职业保障的老年人，他们更有可能利用机构养老。同时，面向低收入者个体的救助政策也提高了低收入群体的机构照料服务利用率。表 5－4 所示的 2014 年的 Logit 模型结果显示，在控制其他相关变量后，2014 年老年人的经济水平、所居住的城乡位置均显著影响老年人的机构照料服务利用行为，受教育程度也呈现边缘性显著。收入的影响与 2005 年正好相反，老年人人均家庭收入越高，他们利用机构照料服务的可能性也越大；与农村老年人相比，城市老年人利用社区照料服务的概率依然较高；与文盲老年人相比，受教育程度较高的老年人利用机构照料服务的可能性增加，可见随着国家和社会机构养老服务的发展，认知水平更高的老年人更容易了解和理解社会养老的意义，接纳程度也更高。退休前职业地位的影响不再明显，我们认为这与我国单位制日渐衰退有关，2014 年职业与赡养的分离较 2005 年更彻底，从而减弱了职业因素对机构照料服务利用的影响力。

家庭特征与机构照料服务利用。表 5－3 中两个年份的 Logit 模型结果显示，家庭特征的影响在两个调查年份基本一致，配偶状况和健在子女数量均对机构照料服务利用有显著影响。与没有配偶的老年人相比，配偶健在的老年人利用机构照料服务的概率显著降低；健在子女数量的影响系数为负，说明健在子女数量越多，老年人利用机构照料服务的可能性越小。可能性的减少一方面源于老年人在文化层面对家庭的依赖，另一方面也因为政策的筛选，部分机构养老承担了救助功能，家庭缺失是最主要的筛选标准之一，使少子老年人入住机构可能性增加。

需要特征与机构照料服务利用。表 5 - 3 中 2005 年的 Logit 模型回归结果表明，2005 年老年人的性别、年龄显著影响他们利用机构照料的可能性。虽然已经有研究证实了女性拥有更大的脆弱性，但机构照料服务利用分析结果显示，与男性相比，女性利用机构照料服务的可能性更小，本研究认为这亦与中国传统文化和院舍救助评估制度有关。重男轻女的传统思想和婚姻选择梯度，使男性数量更多，处于底层的未婚男性老年人比例高于未婚女性老年人（韦艳、张力，2011）。与此同时，我国的机构救助政策以“三无”为标准，长期以来将家庭资源缺失作为准入机制，赡养了较多未婚无子女男性，从而增加了男性老年人利用机构照料服务的可能性。与低龄组老年人相比，中龄组老年人的服务利用率更高，但高龄组老年人的服务利用率与低龄组老年人相比并没有明显差异。本研究认为这源于高龄老年人观念相对传统，且家庭子女较多，对社会养老的接纳和依赖程度有限。2014 年的 Logit 回归结果显示，女性利用机构照料服务的比例依然显著低于男性，与 2005 年结果有所不同，2014 年社会活动能力受损成为利用的显著预测因子，表明我国的机构照料体系正从单纯的“集中住宅”向“体弱照料”转变。我们也观察到，ADL 受损在两个年份均没有预测作用。在变量定义部分我们已经提到，从实践意义来看，日常生活量表更加适用于评估身体较弱或者在院舍中生活的老年人，而社会活动量表比较适合评估仍在社区居住的老年人（Ward et al.，1998）。如将机构作为照料体系的末端，我们认为目前机构照料体系在照料极度体弱老年人上的功能还有待进一步明晰，也即机构照料体系的垂直公平性有待提升。

Logit 模型和 Clog－log 模型回归结论基本一致，因而有理由认为虽然机构照料服务利用的比例不高，但这并不影响 Logit 模型估计的稳定性。出于篇幅简洁考虑，同时参照以往大部分分解研究经验，在下文的分解分析中，本研究仅以 logit 模型所估计的影响系数为基础，计算弹性系数和贡献值，探索与收入相关的机构照料服务利用差异构成。

表 5－3　机构照料服务利用可能性的二元逻辑回归结果

变量	2005 年		2014 年	
	Logit 模型	Clog－log 模型	Logit 模型	Clog－log 模型
资源特征				
家庭人均年收入（ln＋1）	－0.30*** (0.03)	－0.29*** (0.03)	0.22* (0.10)	0.22* (0.10)
受教育程度（参照：文盲）				
小学及以下	－0.17 (0.17)	－0.18 (0.16)	0.51+ (0.28)	0.47+ (0.27)
中学及以上	0.31 (0.25)	0.28 (0.23)	0.70+ (0.38)	0.65+ (0.36)
退休前职业地位（参照：普通）				
管理或技术岗位	0.50* (0.24)	0.48* (0.22)	－0.09 (0.36)	－0.08 (0.34)
区域（参照：西部地区）				
中部地区	－0.28 (0.18)	－0.26 (0.17)	－0.05 (0.34)	－0.09 (0.32)
东部地区	0.18 (0.16)	0.18 (0.15)	0.38 (0.27)	0.38 (0.26)
城乡（参照：农村）				
城市	1.02*** (0.15)	0.96*** (0.14)	0.90*** (0.26)	0.86*** (0.25)
养老保障（参照：无）				
有	0.18 (0.18)	0.15 (0.17)	0.20 (0.24)	0.20 (0.23)

续表

变量	2005 年		2014 年	
	Logit 模型	Clog - log 模型	Logit 模型	Clog - log 模型
医疗保障（参照：无）				
有	0.33 * (0.16)	0.33 * (0.15)	-0.41 (0.30)	-0.38 (0.28)
家庭特征				
配偶状况（参照：无配偶）				
配偶健在	-2.00 *** (0.29)	-1.95 *** (0.28)	-1.37 *** (0.31)	-1.34 *** (0.31)
健在子女数量	-0.50 *** (0.03)	-0.50 *** (0.03)	-0.43 *** (0.06)	-0.41 *** (0.06)
需要特征				
性别（参照：男性）				
女性	-0.53 *** (0.15)	-0.52 *** (0.14)	-0.81 ** (0.26)	-0.80 ** (0.25)
年龄（参照：60～79 岁）				
80～99 岁	0.44 * (0.22)	0.40 + (0.21)	0.25 (0.30)	0.22 (0.29)
100 岁及以上	-0.10 (0.27)	-0.10 (0.25)	-0.48 (0.46)	-0.50 (0.45)
社会活动能力（参照：自理）				
受损	0.20 (0.19)	0.19 (0.18)	1.09 ** (0.33)	1.08 *** (0.33)
日常生活能力（参照：自理）				
受损	0.08 (0.15)	0.06 (0.14)	0.11 (0.24)	0.12 (0.23)
常数项	-0.65 * (0.33)	-0.65 * (0.30)	-0.73 * (0.99)	-5.33 *** (1.01)
样本量	14125	14125	5462	5462

*** $p<0.001$，** $p<0.01$，* $p<0.05$，+ $p<0.1$。

二　分解分析

表 5－4 和表 5－5 分别报告了 2005 年和 2014 年与收入相关的

机构照料服务利用差异分解结果，内容包括各解释变量的弹性系数、集中指数和贡献值。图5－2和图5－3则为资源、家庭、需要特征贡献值的累积百分比柱状图，较为直观地展现了与收入相关的机构照料服务利用差异构成。

1. 2005 **年与收入相关的机构照料服务利用差异**

资源特征与收入相关的机构照料服务利用差异。从表5－4可见，由于资源与老年人的家庭财富关系密切，因此资源丰富的老年群体的收入水平也更高，这使得服务利用促进因素增加高收入老年人的利用优势，而服务利用削弱因素减少他们的利用优势。在影响显著的因素中，收入的贡献值为负，弱化了有利于高收入群体的机构照料服务利用差异。老年人退休前职业地位、城乡、医疗保障的贡献值均为正，这些因素的影响则强化了亲高收入群体的机构照料服务利用优势。此外，受教育程度和老年人所在区域的影响力虽然不大，但与此相关的财富分配不均（集中指数值）相对较大，贡献略微强化了有利于高收入群体的机构照料服务利用不均等。

家庭特征与收入相关的机构照料服务利用差异。表5－4的分解结果显示，在控制其他相关变量后，配偶状况和健在子女数量的增加都会降低机构照料服务利用率，同时，收入较高的老年人更多分布在家庭资源丰富的老年人群体中（集中指数为正），它们的影响均强化了有利于低收入群体的机构照料服务利用不均等。

需要特征与收入相关的机构照料服务利用差异。表5－4的结果显示，在控制其他相关变量后，虽然性别及年龄与机构照料服务利用相关性较大（弹性系数大），不过它们的集中指数都相对较小，即收入在需要不同的老年人群体中分布较为均衡。收入分布相对均衡所产生的结果是，相对于资源特征和家庭特征变量而言，需要因素虽然提高了机构照料服务利用率，但是这种影响对照料服务利用差异的贡献十分微弱，略微有利于高收入群体。

相比之下，2005年对老年人机构照料服务利用差异贡献最大的因素是家庭人均年收入本身，其次是城乡差异。收入的贡献强化了有利于低收入群体的机构照料服务利用分布，城乡的贡献则缩小了这一差异，相互抵消后，机构照料服务利用分布整体上趋于均等。

表 5－4　与收入相关的机构照料服务利用差异分解结果（2005 年）

变量	弹性系数	集中指数	贡献值
资源特征合计			
家庭人均年收入（ln＋1）	－0.667	0.090	－0.060
受教育程度（参照：文盲）			
小学及以下	－0.014	0.085	－0.001
中学及以上	0.009	0.413	0.004
退休前职业地位（参照：普通）			
管理或技术岗位	0.013	0.476	0.006
区域（参照：西部地区）			
中部地区	－0.021	－0.107	0.002
东部地区	0.022	0.237	0.005
城乡（参照：农村）			
城市	0.129	0.270	0.035
养老保障（参照：无）			
有	0.012	0.444	0.006
医疗保障（参照：无）			
有	0.024	0.353	0.009
家庭特征合计			
配偶状况（参照：无配偶）			
配偶健在	－0.190	0.056	－0.011
健在子女数量	－0.615	0.013	－0.008
需要特征合计			–
性别（参照：男性）			
女性	－0.086	－0.013	0.001
年龄（参照：60～79 岁）			
80～99 岁	0.061	－0.005	0.000
100 岁及以上	－0.005	0.022	0.000

续表

变量	弹性系数	集中指数	贡献值
社会活动能力（参照：自理）			
受损	0.039	-0.010	0.000
日常生活能力（参照：自理）			
受损	0.006	0.074	0.000
残差			**0.017**
整体			**0.005**
个体视角的水平公平指数			**0.004**
家庭视角的水平公平指数			**0.023**

*** $p<0.001$，** $p<0.01$，* $p<0.05$，+ $p<0.1$。

从特征贡献百分比累积柱状图5-2可见，家庭特征的整体贡献最大，贡献强化了有利于低收入群体的机构照料服务利用分布，资源特征和需要特征的贡献值均为正，弱化了低收入群体的机构照料服务利用优势。若从个体视角来看，视老年人个体需要特征所致机构照料服务利用差异为合理现象，控制该特征后，则2005年机构照料服务利用个体视角的水平公平指数为0.004，整体公平性较高。若从家庭视角来看，视老年人个体需要和家庭资源所致机构照料服务利用差异为合理现象，则2005年机构照料服务利用家庭视角的水平公平指数为0.023，不公平程度较个人视角略有上升。

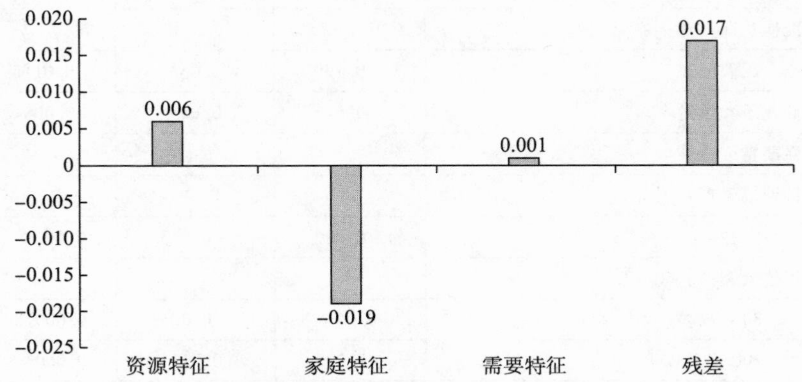

图5-2 与收入相关的机构照料服务利用差异特征贡献值（2005年）

2. 2014 年与收入相关的机构照料服务利用差异

（1）资源特征与收入相关的机构照料服务利用差异。2014 年机构照料服务利用差异分解模型结果显示，在影响显著的资源因素中，收入仍然是导致照料服务利用差异的最大原因。与 2005 年相比，不同之处在于它的弹性系数为正，也即影响方向由降低转变为提升，该结果强化了有利于高收入群体的机构照料服务利用差异。2014 年城乡差异的贡献仍然较大，受教育程度的促进作用亦增加了高收入群体的利用优势。增加高收入群体机构照料服务利用优势的资源特征还包括区域、养老保障和医疗保障。

（2）家庭特征与收入相关的机构照料服务利用差异。从表 5－5 分解结果可见，2014 年配偶状况的负向贡献变动依然存在，但家庭人均年收入在有无配偶人群中分布更加公平，使它对机构照料服务利用差异的贡献很小。由于 2014 年收入分配更加有利于少子女的老年人群（集中指数为负），健在子女数量增加对机构照料服务利用产生的负向影响强化了高收入群体的机构照料服务利用优势。

（3）需要特征与收入相关的机构照料服务利用差异。表 5－5 分解数据同时显示，在影响显著的需要因素中，性别和 IADL 与机构照料服务利用相关性虽然较大（弹性系数大），但它们的集中指数相对较小，对差异的贡献变得十分微弱，略微弱化了高收入老年人的服务利用优势。此外，年龄的贡献值为正，整体作用强化了有利于高收入老年人的服务利用差异。

各因素相比，对与收入相关的老年人机构照料服务利用差异贡献最大的因素是家庭人均年收入本身，其次是城乡和受教育程度，它们的贡献变动方向均为正，作用叠加，使 2014 年老年人机构照料服务利用分布整体上有利于高收入群体。

表 5－5　与收入相关的机构照料服务利用差异分解结果（2014 年）

变量	弹性系数	集中指数	贡献值
资源特征合计			
家庭人均年收入（ln＋1）	0.681	0.081	0.055

续表

变量	弹性系数	集中指数	贡献值
受教育程度（参照：文盲）			
小学及以下	0.060	0.049	0.003
中学及以上	0.031	0.312	0.010
退休前职业地位（参照：普通）			
管理或技术岗位	-0.002	0.470	-0.001
区域（参照：西部地区）			
中部地区	-0.006	-0.107	0.001
东部地区	0.063	0.106	0.007
城乡（参照：农村）			
城市	0.150	0.193	0.029
养老保障（参照：无）			
有	0.028	0.195	0.005
医疗保障（参照：无）			
有	-0.135	-0.006	0.001
家庭特征合计			
配偶状况（参照：无配偶）			
配偶健在	-0.205	0.004	-0.001
健在子女数量	-0.697	-0.006	0.004
需要特征合计			
性别（参照：男性）			
女性	-0.157	0.003	-0.001
年龄（参照：60~79岁）			
80~99岁	0.049	0.018	0.001
100岁及以上	-0.020	-0.031	0.001
社会活动能力（参照：自理）			
受损	0.248	-0.010	-0.002
日常生活能力（参照：自理）			
受损	0.010	0.033	0.000
残差			**0.280**
整体			**0.391**

续表

变量	弹性系数	集中指数	贡献值
个体视角的水平公平指数			**0.392**
家庭视角的水平公平指数			**0.389**

*** $p<0.001$，** $p<0.01$，* $p<0.05$，+ $p<0.1$。

图5-3显示，三类特征相比，资源特征对机构照料服务利用差异贡献最大，贡献变动方向有利于高收入人群。家庭特征和需要特征的贡献甚微，前者的贡献对高收入群体更有利，后者的贡献略微削弱了这一趋势。若从个体视角来看，视老年人个体需要特征所致机构照料服务利用差异为合理现象，控制合理因素后，则2014年机构照料服务利用个体视角的水平公平指数为0.392，机构照料体系存在不公平，由于家庭特征和需要贡献微弱，利用不公平与利用不均等数值几乎没有差异。若从家庭视角来看，视老年人的个体需要特征和家庭特征所致机构照料服务利用差异为合理现象，则2014年机构照料服务利用家庭视角的水平公平指数为0.389，不公平程度较个人视角略有下降。换言之，如果未来我们的机构照料以家庭资源（单身、少子女）多寡作为准入依据，由于高收入老年人的子女相对较少，则他们将因此从机构照料体系中获益更多。

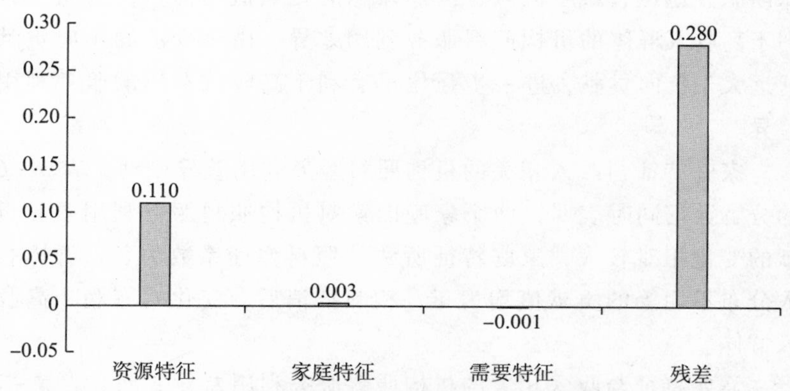

图5-3　与收入相关的机构照料服务利用差异特征贡献值（2014年）

第四节 与收入相关的机构照料服务利用差异变动

中国老年人机构照料服务利用集中指数由 2005 年的 0.005 上升至 2014 年的 0.391，利用差异变得更加有利于高收入群体。在这之中，不同解释变量对变化的贡献如何？为了回答这一问题，下文将继续展开对机构照料服务利用差异变动分解的描述，分解结果如表 5-6 所示。其中，ΔηC 表示弹性系数变化所致的差异变化，ΔCη 则表示集中系数所致的差异变化。

资源特征与收入相关的机构照料服务利用差异变动。表 5-6 的分解结果表明，在机构照料服务利用差异扩大的过程中，收入的贡献变动最为突出。从内部构成来看，收入所致照料服务利用弹性系数变化和收入不均衡变化起到相互削弱的作用，前者的作用远远超过后者。换言之，收入对机构照料的促进作用增大，增强了有利于高收入群体的利用差异，但是群体的收入分布更均匀，变化有利于低收入群体，前者贡献大于后者，最终强化了有利于高收入群体的机构照料服务利用差异。变动强化高收入群体机构照料服务利用优势的变量还包括受教育程度。其他资源变量如退休前职业地位、城乡区域、医疗保障的贡献值均为负，弱化了有利于高收入群体的机构照料服务利用差异。由于变动的正向贡献远远大于负向贡献，进一步强化了有利于高收入群体的服务利用差异。

家庭特征与收入相关的机构照料服务利用差异变动。表 5-6 的分解数据同时表明，两个家庭因素对机构照料服务利用差异贡献的变化相对较大，家庭特征所致的照料弹性系数为负，群体收入分布不均等的贡献值均为正，相互抵消后，变化略有利于高收入群体。

需要特征与收入相关的机构照料服务利用差异变动。表 5-7 的分解结果显示，各个需要因素的弹性系数变化和收入分布都较为稳定，它对差异贡献变动的作用也十分有限。其中性别和两个类别自理能力的变动均有利于低收入群体，而年龄的变动则减弱了这一趋势。从需要变量的内部构成可知，需要的影响力有所增加，也即垂直公平提升，低收入人群因此受益。同时，财富分配在不同人群之间更加均匀，低收入群体的受益程度有所降低。

各因素相比，家庭人均年收入和健在子女数量的贡献变动最大。前者源于弹性系数改变，后者源于集中指数变化，二者的贡献变动方向一致，强化了高收入人群机构照料服务利用优势。医疗保险整体变动虽然并不突出，但弹性系数变化和集中指数变化值仅次于收入的整体贡献变动。这意味着医疗服务与机构照料的替代效应日益明显，然而这种替代随着医疗保险覆盖面扩展而较为均匀地分布在了不同的人群之中，因此整体的变化并不突出。

三类特征相比，对与收入相关的机构照料服务利用差异变动贡献最大的是资源特征，其次是家庭特征，两个类别的贡献变动均增加了高收入群体的机构照料服务利用优势，需要特征变动相对较小，略微弱化了有利于高收入群体的机构照料服务利用差异。

表 5－6　与收入相关的机构照料服务利用差异变动分解（2005 年和 2014 年）

变量	$\Delta\eta C$	$\Delta C\eta$	合计
家庭人均年收入（ln＋1）	0.1209	－0.0060	0.1150
受教育程度（参照：文盲）			
小学及以下	0.0062	－0.0022	0.0041
中学及以上	0.0087	－0.0031	0.0057
退休前职业地位（参照：普通）			
管理或技术岗位	－0.0076	0.0000	－0.0075
区域（参照：西部地区）			
中部地区	－0.0016	0.0000	－0.0016
东部地区	0.0097	－0.0083	0.0014
城乡（参照：农村）			
城市	0.0057	－0.0116	－0.0060
养老保障（参照：无）			
有	0.0070	－0.0070	0.0000

续表

变量	ΔηC	ΔCη	合计
医疗保障（参照：无）			
有	-0.0563	0.0486	-0.0077
资源特征合计			**0.1034**
配偶状况（参照：无配偶）			
配偶健在	-0.0008	0.0107	0.0098
健在子女数量	-0.0010	0.0129	0.0119
家庭特征合计			**0.0217**
性别（参照：男性）			
女性	0.0009	-0.0026	-0.0016
年龄（参照：60~79岁）			
80~99岁	0.0001	0.0011	0.0011
100岁及以上	-0.0003	0.0011	0.0008
社会活动能力（参照：自理）			
受损	-0.0021	0.0000	-0.0020
日常生活能力（参照：自理）			
受损	0.0003	-0.0004	-0.0001
需要特征合计			-0.0018
残差			0.2631
整体			0.3861

第五节　本章小结

本章继续运用中国老年健康影响因素追踪调查（CLHLS）2005年和2014年的数据探索我国与收入相关的机构照料服务利用差异、变动及其内部构成。本章的主要研究结论如下。

我国机构照料服务利用从分布不均衡转向有利于高收入人群的利用不均等。分组数据和集中指数分析显示，2005年我国机构照料服务利用分布较为平等，然而这种平等并不意味着内部的服务利用均衡。高收入和低收入组别老年人服务利用优势明显，中等收入老人群体服务利用率相对较低。2014 年，低收入群体的服务利用优势减弱，高收入群体的服务利用优势进一步增强，集中指数显著大于零，表明我国存在有利于高收入群体的老年机构照料服务利用差异。两个年份相比，机构照料服务利用越来越有利于高收入群体。不同特征对与收入相关的机构照料服务利用差异贡献及变动方向总结如表 5 - 7 所示，具体的贡献情况描述如下。

资源特征贡献强化了有利于高收入群体的机构照料服务利用差异，程度随时间推移而提高。收入对机构照料的影响方向因时间推移而有所不同，2005 年时收入削弱了机构照料服务利用可能性，2014 年时则强化了这一可能性。由于 2005 年时市场化介入有限，研究认为 2005 年时的结果反映了以行政干预为主要策略、以兜底为目标的体系运行状况，该体系增加了低收入老年人入住机构的可能性。然而近几年国家大力推动机构养老和社区养老服务社会化、市场化，逐步提高养老服务质量，有支付能力的个体更加容易和愿意从市场中购买所需社会照料资源，其影响力已经超过了救助制度对贫困人士的倾斜。在机构照料质量有所提升后，受教育程度作为社会服务利用的催化剂，可以帮助老年人在认知上摆脱传统牵绊（王永梅，2018），增强信息获取能力，进而提升机构照料服务利用率。在 2005 年，职业地位较高和拥有医疗保障的老年人更有可能利用机构照料服务。本书认为这一结果的出现与我国曾经所实行的单位制福利密切相关，有单位且处于高收入阶层的老年人，他们年老后更有可能得到来自单位的照料福利，随着单位制更为彻底地退出福利体系，2014 年，职业地位对机构照料服务利用的促进作用式微（索德钢，2006）。无论哪个年份，由于城市社会服务体系的成熟度更高、政府财政能力更强等，城市地区老年人利用机构照料服务的概率均显著高于农村老年人（梁玉柱，2017）。2005 年，救助制度给低收入群体带来了机构照料服务利用优势，单位和城乡制度差异给高收入群体带来了机构照料服务利用优势，二者作用抵消，资源所致服务利用分布在不同收入人群中整体趋于平衡，略微有利于高收入群体。2014 年，市场化和社会化带来的个体资源贡献增加了高收入群体的机构照料服务利用优势。虽然单位制的解体和城乡一体化的贡献有所削弱，但作用远不及前者，资源贡献变得对高收入群体更加有利。

家庭特征对机构照料服务利用差异的贡献从有利于低收入群体转变为略微有利于高收入群体。配偶和子女作为重要的照料者会提升老年人的家庭照料供给水平，从而减少了老年人利用机构照料服务的可能性（苏群、彭斌霞、陈杰，2015）。与此同时，加上我国老年照料救助制度将“子女”作为核心准入条件，以补充家庭照料为导向的院舍准入标准会减少有配偶、多子女老年人入住院舍的可能性。2005 年，健在子女数量和配偶健在的集中指数均为正，也即高收入家庭拥有更多的家庭资源（配偶和子女），家庭特征对机构照料服务利用差异的整体贡献略有利于低收入老年人。2014 年，家庭特征变量的集中指数较 2005 年均有降低，财富分布甚至略有利于少子女老年人群体，贡献的正向变动叠加，从而强化了有利于高收入群体的机构照料服务利用差异。

需要特征对机构照料服务利用差异的贡献从有利于高收入群体转向有利于低收入群体。女性特征增加了机构照料服务利用的可能性，这与我国院舍救助政策对家庭资源缺失的评估有关。传统文化使男性数量超过女性，男性老年人更容易在婚姻上缺失（韦艳、张力，2011），进而导致子女缺失，整体上提升了他们入住院舍的概率。高龄老年人对需要的感知增加，供给体系通常亦会增加年龄在照料分配中的权重（Murphy，Whelan，and Normand，2015），增加了他们的利用可能性。我们同时注意到，百岁及以上老年人入住院舍的概率并没有高于低龄老年人。结合家庭照料部分的分析，我们认为这源于百岁及以上老年人相对传统，不愿意离开熟悉的家庭和社区环境，他们从家庭和社区中得到的支持更多，从而降低了他们的机构照料服务利用的可能性。2005 年，性别的集中指数为负，财富在女性群体中分布更少，性别影响弱化了低收入群体的机构照料服务利用优势，其他变量的贡献系数几乎为零，需要变量的贡献整体上对高收入群体更加有利，但与其他两个类别特征相比，作用甚微。2014 年，财富分布较为均匀，甚至略有利于女性，它与女性较少的机构照料服务利用可能性一起，弱化了高收入老人的机构照料服务利用优势。与此同时，2014 年自理能力影响较 2005 年有所增强，这对机构照料来说是好事，说明我们照料体系效率更高，资源配置的垂直公平更好。这一变动与能力受损老人更低的收入分布一起，强化了低收入老人的机构照料服务利用优势。上述两个变量的负向变动相互叠加，削弱了年龄的正向贡献变动，需要因素的贡献最终对低收入群体更加有利。

表 5－7　与收入相关的机构照料服务利用差异各特征贡献方向总结

分类	2005 年	2014 年	整体
资源特征	+	+	+
家庭特征	–	+	+
需要特征	+	–	–

各因素相比，收入和城乡对与收入相关的机构照料服务利用差异的贡献最大。2005 年，收入本身带给低收入人群的服务利用优势与城乡带给高收入人群的服务利用优势相互抵消，资源整体上对不平等的贡献不大。2014 年，收入本身的贡献十分突出，它与城乡作用相互叠加，使老年人之间的资源差异成为有利于高收入人群机构照料服务利用不平等形成的主要原因。随着时间推移，收入和健在子女数量的贡献变动最大，前者源于影响力增强，后者源于高收入家庭少子化趋势，二者作用叠加，共同强化了高收入人群机构照料服务利用优势。医疗保险整体变动虽然并不突出，但内部变化较大，提醒我们医疗体系正越来越多替代着照料功能，这种替代随着医疗保险的普及而向低收入群体扩大。换言之，不同收入人群都因为使用了更多的医疗服务而减少了机构照料的利用，从养老体系来看这一变化是公平的，但从更大的公共体系来看，结果反映出医疗与照料体系间的分治边界较为模糊。

各特征相比，2005 年时家庭特征的贡献超过资源特征和需要特征，成为机构照料体系公平性判定的关键因素，视需要为差异产生合理特征后，机构照料服务利用不公平几乎等同于不均等，进一步控制家庭特征因素后，机构照料服务利用不公平较不平等更强。换言之，在个体视角下，我们可以认为2005年时机构照料较为公平，但在家庭视角下，该年份机构照料存在轻微的不公平。2014年，资源特征贡献最大，需要特征和家庭特征贡献甚微，无论是从个体还是从家庭视角，老年人机构照料服务利用均呈现不公平现象，不公平与不均等差异并不大。随着时间推移，资源因素贡献变动最大，服务利用不公平有所扩大，家庭特征变化有利于高收入人群，需要特征变化则减缓了这一趋势。

结合政策背景，2005年后，机构养老进入市场化、社会化快速发展阶段，理论上机构养老所承担的社会救助功能仍然存在，但比例随着市场的进入而降低（谭兵，2018）。在这样的政策背景下，我国机构养老从利用不均衡走向不公平，彰显了救助政策和市场化政策的差异。在以救助为主的机构养老阶段，政策虽然保护了低收入人群，但政策的城乡差异却让低收入人群利益受损。在市场培育阶段，经济资源得以激活，不公平由此产生。由于救助性质的机构养老将家庭照料资源作为核心准入条件，因此该阶段中家庭特征贡献明显，这提醒我们需要与收入之间往往存在关联，政策制定者应重视准入机制对照料体系公平性的影响，以更好地履行公共政策的收入再分配功能，实现对弱者的利益补偿。

第六章　与收入相关的社区照料服务利用差异分析

社区照料既可以让老年人不脱离他熟悉的社会环境，又可以充分利用家庭资源，缓解家庭和机构照料压力。在人本服务和降低照料成本的双重力量推动下，社区照料成为近年来养老政策的发展重点，对社区照料体系公平性的探索也因此构成本书研究的核心内容。本章具体思路如下：首先，描述样本特征；其次，运用分组比较、集中指数和集中曲线描述与收入相关的社区照料服务利用差异；接着，运用回归分析探索社区照料服务利用的影响因素；最后，运用集中指数分解法分解与收入相关的社区照料服务利用差异构成，进而讨论社区照料体系公平性。

第一节　变量描述

由于中国老年健康影响因素跟踪调查（CLHLS）没有单独询问社区照料服务利用的相关内容，因此在本章中，我们运用中国老年社会追踪基线调查（CLASS）数据加以论证。删除各项缺失值后，共有7894个老年人样本进入分析模型，样本具体特征如下。

一　社区照料服务利用

如表6－1所示，样本中大约有4%的老年人利用了社区生活照料服务，6%左右的老年人利用了社区医护照料服务。医护服务利用率略高于照料服务，结合前人的研究，我们认为这与资源匮乏人群门诊及住院医疗服务可及性不足有关（郑先荣、张新平，1999）。在以往的服务提供中，上门医护服务不一定扮演着照料角色，更多的是医疗服务的角色。但“医养结合”是我国养老政策的重要方向，2016年人力资源和社会保障部办公厅在关于《开展长期护理保险制度试点的指导意见》中指出，医保账户也是长期护理保险筹资的主要渠道之一，可以说医疗体系将是我国社区医护照料提供的重要基础，即便过往一段时间它所担负的医疗功能更为明显，但鉴于二者不可分割的现实关联及未来发展，我们有必要对它展开分析，为建立长期护理制度提供参考。

表6-1　社区照料服务利用描述

单位：%，人

项目	利用率	频数
社区生活照料	4.17	329
社区医护照料	6.09	481

二　样本描述

资源特征　在前面的分析中，我们以家庭人均年收入为老年人经济能力代理指标，但在CLASS数据中，调查没有询问老年人的家庭人均年收入，取而代之，询问了老年人的家庭人均年支出和个人年收入。在以往的收入相关的健康差异研究中，这两个指标也是常见的老年人家庭生活标准和收入分层代理指标（陈鸣声、陈城，2017）。如表6-2所示，在CLASS样本中，平均每个老年人的家庭人均年支出大约为1万元，老年人的年人均收入高于家庭支出，大约为1.8万元；样本中文盲、小学及以下、中学及以上受教育程度的老年人各占约1/3，其中中学及以上受教育程度的老年人占比略高；退休前处于管理或技术岗位的老年人不足两成（16.51%）；大部分老年人（57.89%）居住在城市，近四成的老年人（39.68%）居住在东部地区，西部地区比例最低（24.71%）；近80%的老年人拥有不同形式的养老保障金。

家庭特征　表6-2同时显示，样本中绝大部分老年人（67.30%）配偶健在，平均每位老年人有3名子女健在，近一半的老年人与子女共同居住。

需要特征　样本中男女比例基本持平，女性略高于男性；年龄上，60～69岁的老年人比例最高，80岁及以上老年人比例不足15%；与前面章节的高龄老年人相比，老年人的自理能力较好，四成左右的老年人有至少一项社会活动能力受损，一成左右的老年人至少有一项日常生活能力受损。因为本章的分析涉及医护服务利用，为了更为准确地理解该行为与医疗救治之间的相关性，我们纳入了健康变量，用以控制或者说分离健康对社区医护服务利用及其差异的影响，在健康状况上，近一半的老年人认为自己健康状况较好，也有大约三成的老年人认为自己健康状况较差。

表6－2　样本描述

变量	均值/百分比	标准差
资源特征		
个人年收入（千元）	17.65	23.77
家庭人均年支出（千元）	10.39	18.70
受教育程度（%）		
文盲	29.85	
小学及以下	34.42	
中学及以上	35.74	
退休前职业地位（%）		
管理或技术岗位	16.51	
城乡（%）		
城市	57.89	
区域（%）		
西部地区	24.71	
中部地区	35.61	
东部地区	39.68	
养老保障（%）		
有	79.12	

续表

变量	均值/百分比	标准差
家庭特征		
配偶状况（%）		
配偶健在	67.30	
健在子女数量（个）	2.94	1.56
与子女同住（%）		
是	50.23	
需要特征		
性别（%）		
女性	50.14	
年龄（%）		
60~69岁	54.64	
70~79岁	31.16	
80岁及以上	14.20	
社会活动能力（%）		
受损	41.92	
日常生活能力（%）		
受损	12.36	
健康自评（%）		
好	43.58	
一般	28.25	
差	28.17	
样本量		8031

第二节　与收入相关的社区照料服务利用差异

正如变量描述部分所示，前面的章节我们利用了CLHLS数据，该数据中以家庭人均年收入为老年人经济水平代理指标，但在CLASS数据中，调查没有询问老年人的家庭人均年收入，而是询问了老年人的家庭人均年支出和个人年收入。在以往的研究中，这两个指标都是常见的经济能力代理指标，与家庭收入关系密切（张世伟、郝东阳，2011），为了验证作为收入分层指标的稳定性，我们在分析时分别以家庭人均年支出和个人年收入为经济水平代理指标，描述与收入相关的社区生活照料服务和社区医护照料服务利用差异。

一　与收入相关的社区生活照料服务利用差异

表 6 - 3 给出了分收入分层统计的社区生活照料服务实际利用率、集中指数和置信区间。结果显示，我国的社区生活照料服务存在有利于高收入人群的利用差异，无论衡量指标是家庭人均年支出还是个人年收入，收入水平相对较高的组别，老年人利用社区生活照料服务的可能性均高于水平相对较低的组别。无论以哪种收入指标排序，高收入组老年人的社区生活照料服务利用率均比低收入组老年人高出约 10 个百分点。

以家庭人均年支出和个人年收入为经济水平排序的社区生活照料服务利用集中指数分别为 0.490 和 0.449，指数显著不等于 0，进一步验证了分组数据结果，即中国老年人的社区生活照料服务存在有利于高收入群体的利用差异。

表 6 - 3　分收入分层的社区生活照料服务利用率与集中指数

单位：%

收入分层	家庭人均年支出分组	个人年收入分组
低收入组	1.49	1.74
较低收入组	1.78	1.10
中等收入组	2.11	2.64
较高收入组	4.08	4.89
高收入组	11.79	10.87
总计	4.17	4.24
CI	**0.490*****	**0.449*****
置信区间	[0.443，0.537]	[0.402，0.495]

*** $p<0.001$，** $p<0.01$，* $p<0.05$。

图 6－1 分别以家庭人均年支出排序累计百分比和个人年收入排序累计百分比为横轴，绘制出社区生活照料服务利用集中曲线，直观地展现了我国与经济水平有关的社区照料服务利用分布。两幅图分布基本一致，集中曲线在45°绝对公平线下方，表明无论以家庭人均年支出还是以个人年收入为经济水平排序指标，老年人的社区生活照料都更加有利于经济水平较高的群体。

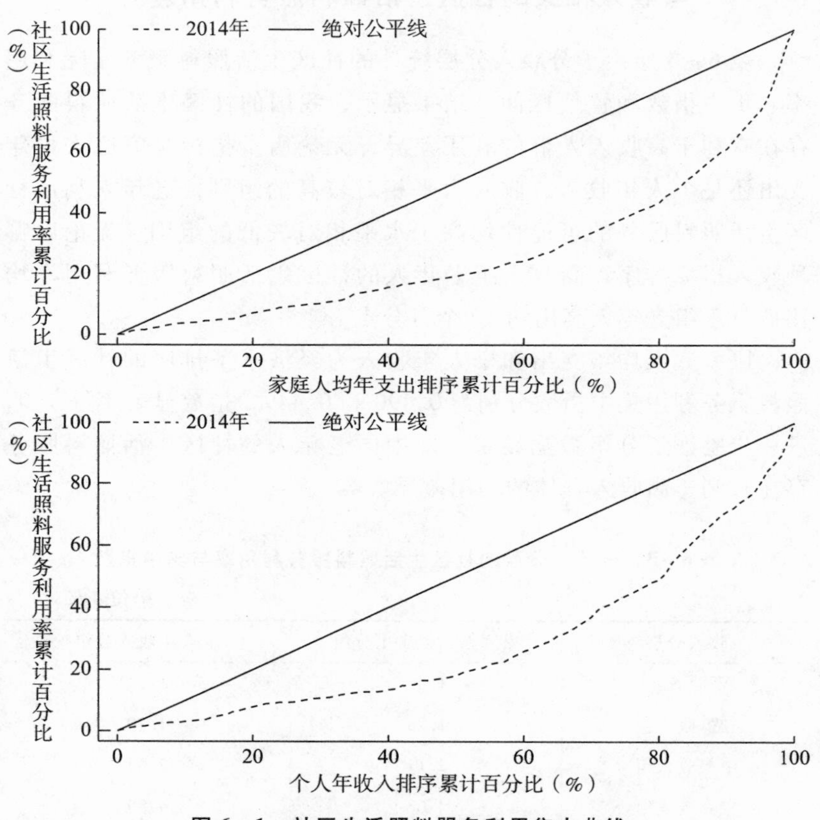

图 6－1　社区生活照料服务利用集中曲线

二　与收入相关的社区医护照料服务利用差异

表 6－4 给出了分收入分层统计的社区医护照料服务实际利用率、集中指数和置信区间。分组数据显示，我国的社区医护照料服务同样存在与收入相关的服务利用差异，但差异的受益方向与

社区生活照料服务相反，无论代表经济水平的排序指标是家庭人均年支出还是个人年收入，高收入组老年人利用社区医护照料服务的可能性均低于低收入群体组，经济水平越高，利用社区医护照料服务的可能性越小。

表6－4同时显示，以家庭人均年支出分组和个人年收入分组为经济依据的社区医护照料服务利用集中指数均为负，并且显著不等于0，表明我国的社区医护照料服务利用存在有利于低收入群体的不均等性，也即是说，低收入群体比高收入群体更有可能利用社区医护照料服务。这一结论的产生，可能与低收入群体在门诊、住院等中心医疗服务上的利用不足有关，他们对社区医护需求更大。也可能因为他们的健康状况堪忧，本身对社区医护的需要更为强烈，究竟如何，我们将在接下来的内容中进一步挖掘。

表6－4　分收入分层的社区医护照料服务利用率与集中指数

单位：%

收入分层	家庭人均年支出分组	个人年收入分组
低收入组	8.43	7.84
较低收入组	6.45	7.61
中等收入组	5.78	7.04
较高收入组	5.08	4.49
高收入组	4.31	3.55
总计	6.09	6.12
CI	**－0.111** ***	**－0.138** ***
置信区间	[－0.154，－0.069]	[－0.178，－0.097]

*** $p<0.001$，** $p<0.01$，* $p<0.05$。

图6－2分别以家庭人均年支出排序累计百分比和个人年收入排序累计百分比为依据，绘制出社区医护照料服务利用集中曲线。两条集中曲线高度一致，均在绝对公平线上方，表明无论以家庭人均年支出排序累计百分比还是以个人年收入排序累计百分比为经济地位排序指标，老年人的社区医护照料服务利用差异都有利于低收入群体。

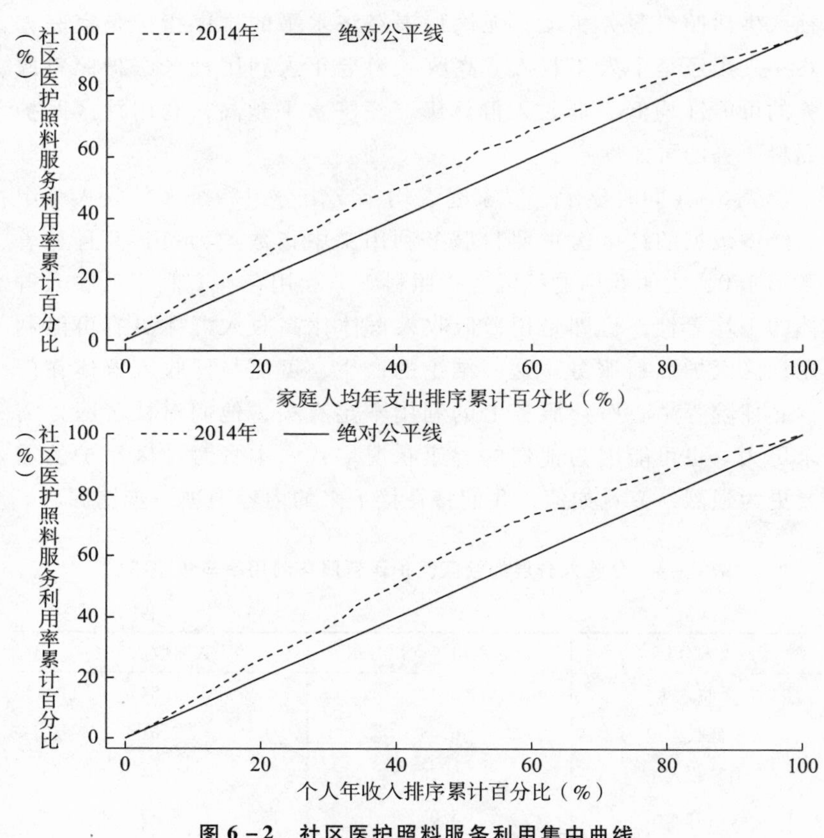

图 6-2　社区医护照料服务利用集中曲线

第三节　与收入相关的社区照料服务利用差异构成

通过上文的分组描述、集中指数计算和集中曲线绘制，我们可以较为清晰地看到我国不同收入层老年人存在着较为明显的社区照料服务利用差异。差异的受益方向因社区照料内容不同而呈现差异，社区生活照料服务利用差异有利于高收入群体，社区医护照料服务利用差异则有利于低收入群体，下面我们将继续探讨与收入相关的社区照料服务利用差异的形成机制和体系公平性判定。社区生活照料服务利用和社区医护照料服务利用均为二分变量指标，我们运用二元逻辑斯蒂回归探索社区照料服务利用的影响因素，运用第二章所列公式（3）分解各个要素对社区照料服务利用差异的贡献。需要说明的是，本章上一部分中，以个人年收入和家庭人均年支出分别作为经济水平代理指标得出了较为一致的结论，一定程度上验证了以家庭人均年支出作为老年人经济水平代理指标的可信度，出于研究的连贯性和简洁性考虑，我们仍然以家庭经济水平为排序依据，仅选用家庭人均年支出作为老年人家庭收入水平代理指标进入分解模型。

一　回归分析

表 6－5 报告了以社区生活照料服务利用和社区医护照料服务利用可能性为目标变量的二元逻辑斯蒂回归模型。模型的解释变量包括老年人的家庭人均年支出（取对数）、受教育程度、退休前职业地位、城乡、地域、养老保障、配偶状况、子女数量、居住安排、性别、年龄、自理能力、健康自评。模型结论具体如下。

资源特征与社区照料服务利用　如表 6－5 所示，在控制其他相关变量后，老年人的经济水平、受教育程度、退休前职业地位、所居住的区域、城乡均显著影响他们的社区生活照料服务利用行为。老年人的经济水平越高，他们越有可能利用生活照料服务；与文盲老年人相比，小学及以下受教育程度的老年人，更有可能利用社区生活照料服务；与普通老年人群体相比，处于管理或技术岗位的老年人利用社区生活照料服务概率更大；中部地区老年人的影响系数为负，表明与西部地区老年人相比，中部地区老年人利用生活照料服务的可能性有所降低；与农村老年人相比，居住在城市的老年人利用社区生活照料服务的可能性更高。表 6－5 同时显示，在控制其他相关变量后，老年人所居住的地域以及是否有养老保障显著影响他们的社区医护照料服务利用行为。与农村老年人相比，城市老年人利用社区医护照料服务的可能性更小；与没有养老保障的老年人相比，有养老保障的老年人利用社区医护服务的概率更大。模型中纳入了健康变量，但该变量并不显著。结合其他变量分析结果，研究者认为，老年人不太可能因为健康水平差而更多地使用社区医护照料服务，促使他们利用这项服务的原因在于制度差异。与城市相比，农村医疗服务可及性较差，居住于此的老年人面临门诊及住院医疗不足的现状（张小飞、刘娇，2015），社区医护照料服务则成为这些服务的替代品。

家庭特征与社区照料服务利用 表6－5的数据显示，老年人各个家庭特征变量对社区生活照料服务利用的影响系数均为负，但对社区医护照料服务利用的影响系数均为正，可见家庭资源与社区生活照料有替代的趋势，与社区医护照料则有互补的可能。然而上述影响并没有通过显著性检验。

需要特征与社区照料服务利用 表6－5的数据同时表明，在控制其他相关变量后，老年人的性别、年龄、社会活动能力和日常生活能力均与社区生活照料服务利用显著相关。与男性相比，女性利用社区生活照料服务的可能性有所提升，这与前面一章自理能力及家庭照料利用结论一致，女性老年人相对较差的健康状况增加了照料服务需要，进而增加了她们的服务利用可能性；与低龄组老年人相比，中高龄组老年人利用社区生活照料服务的可能性更高年龄越大，服务利用的可能性也越高；与社会活动能力和日常生活能力完好的老年人相比，社会活动能力和日常生活能力受损的老年人更有可能利用社区生活照料服务。在控制其他相关变量后，老年人的社区医护照料服务利用行为仅与日常生活能力显著相关，与日常生活能力完好的老年人相比，能力受损老年人利用社区医护照料服务的可能性更高。

整体而言，老年人的社会经济资源对社区生活照料服务的影响较大，除城乡差异外，其他资源变量对社区医护照料服务利用的影响有限。家庭特征对两类服务利用的影响力均不明显。老年人的需要特征不仅影响社区生活照料服务的利用，亦较为明显地影响了社区医护照料服务利用，从中也可见照料服务与健康服务的差异和共性。此外，模型中健康变量对老年人的医护及社区照料服务利用影响并不显著，表明医护照料服务的利用更多的是基于照料能力的受损，而不是健康状况。换言之，虽然我们没有建立长期护理制度，但自理能力而非健康状况仍然是以往医疗体系中提供上门服务的主要决策依据，医疗体系已经提供了部分属于照料体系的工作。

表 6－5　社区照料服务利用可能性的二元逻辑斯蒂回归结果

变量	社区生活照料	社区医护照料
资源特征		
家庭人均年支出（ln＋1）	0.68*** (0.08)	－0.05 (0.05)
受教育程度（参照：文盲）		
小学及以下	0.54** (0.19)	0.14 (0.12)
中学及以上	0.77*** (0.21)	－0.20 (0.16)
退休前职业地位（参照：普通）		
管理或技术岗位	0.32* (0.15)	－0.13 (0.18)
区域（参照：西部地区）		
中部地区	－0.61*** (0.17)	－0.18 (0.13)
东部地区	－0.12 (0.13)	－0.03 (0.12)
城乡（参照：农村）		
城市	0.44* (0.18)	－0.59*** (0.11)
养老保障（参照：无）		
有	0.28 (0.21)	0.24* (0.12)
家庭特征		
配偶状况（参照：无配偶）		
配偶健在	－0.14 (0.14)	0.14 (0.11)
健在子女数量	－0.07 (0.05)	0.02 (0.03)
与子女同住（参照：否）		
是	－0.03 (0.13)	0.13 (0.10)

续表

变量	社区生活照料	社区医护照料
需要特征		
性别（参照：男性）		
女性	0.28* (0.13)	0.13 (0.10)
年龄（参照：60～69岁）		
70～79岁	0.33* (0.16)	0.17 (0.12)
80岁及以上	1.16*** (0.18)	0.16 (0.17)
社会活动能力（参照：自理）		
受损	0.60*** (0.15)	0.15 (0.12)
日常生活能力（参照：自理）		
受损	0.60*** (0.16)	0.32* (0.14)
健康自评（参照：好）		
一般	-0.02 (0.14)	0.03 (0.12)
差	0.10 (0.16)	-0.01 (0.12)
常数项	-10.60*** (0.78)	-2.44*** (0.48)
样本量	7894	7894

*** $p<0.001$，** $p<0.01$，* $p<0.05$，+ $p<0.1$。

二　分解分析

表6-6和表6-7分别报告了与收入相关的社区生活照料服务利用和社区医护照料服务利用分解结果，内容包括各个解释变量的弹性系数、集中指数、贡献系数[①]。图6-3和图6-4为各个要

① 弹性系数由回归系数转化而来，显著性与上一节的回归系数一致，因此本节不再标注显著性。与其他研究处理方式一致，当变量存在多个分类时，研究者将类别相加，得出整体的变量贡献系数（解垩，2009）。

素贡献值累积柱状图。具体结果如下。

资源特征与收入相关的社区生活照料服务利用差异　表6-6结果表明，在影响显著的变量中，经济水平的贡献值最大，原因在于经济水平提高对社区生活照料服务利用提升幅度较大，同时该变量的集中指数为正，贡献值最终为正，影响强化了有利于高收入群体的利用差异。中学及以上受教育程度、退休前处于管理或技术岗位、居住在城市地区均会对社区生活照料服务利用率有所提升，同时他们的集中指数为正，其影响进一步增强了有利于高收入群体的利用差异。地区和社会保障的影响虽然不显著，但仍与收入分布一起扩大了有利于高收入人群的社区生活照料服务利用差异。

家庭特征与收入相关的社区生活照料服务利用差异　表6-6分解结果表明，配偶健在、子女数量增加和与子女同住都会降低老年人利用社区生活照料服务的可能性，同时配偶的集中指数为正，其影响缩小了有利于高收入群体的社区生活照料服务利用差异，而子女数量和同住的贡献值为正，意味着它们的影响强化了高收入群体的利用优势。

需要特征与收入相关的社区生活照料服务利用差异　表6-6分解结果显示，所有需要特征变量中，社会活动能力受损所带来的社区生活照料服务利用提升最大，同时集中指数为负，使得社会活动能力的贡献值最终为负，缩小了有利于高收入群体的社区生活照料服务利用差异。女性、相对较高的年龄以及日常生活能力受损都会增加社区照料服务利用，除高龄外，这些特征的贡献值均为负，影响进一步弱化了高收入群体在社区生活照料服务利用中的优势。

模型所纳入的要素之中，对与收入相关的社区生活照料服务利用差异贡献最大的是老年人的经济水平，其次是受教育程度和城乡差异，这些变量作用叠加，强化了有利于高收入群体的社区生活照料服务利用分布。社会活动能力的负向贡献亦较为突出，它弱化了高收入群体的利用优势。

表 6-6 与收入相关的社区生活照料服务利用差异分解结果

变量	弹性系数	集中指数	贡献值
资源特征合计			
家庭人均年支出（ln+1）	2.991	0.065	0.193
受教育程度（参照：文盲）			
小学及以下	0.095	-0.090	-0.008
中学及以上	0.140	0.328	0.046
退休前职业地位（参照：普通）			
管理或技术岗位	0.026	0.450	0.012
区域（参照：西部地区）			
中部地区	-0.111	-0.151	0.017
东部地区	-0.024	0.054	-0.001
城乡（参照：农村）			
城市	0.130	0.235	0.030
养老保障（参照：无）			
有	0.114	0.074	0.008
家庭特征合计			
配偶状况（参照：无配偶）			
配偶健在	-0.049	0.021	-0.001
健在子女数量	-0.110	-0.060	0.007
与子女同住（参照：否）			
是	-0.007	-0.152	0.001
需要特征合计			
性别（参照：男性）			
女性	0.072	-0.011	-0.001
年龄（参照：60~69岁）			
70~79岁	0.052	0.015	0.001
80岁及以上	0.084	0.058	0.005
社会活动能力（参照：自理）			
受损	0.126	-0.123	-0.016
日常生活能力（参照：自理）			
受损	0.037	-0.017	-0.001

续表

变量	弹性系数	集中指数	贡献值
健康自评（参照：好）			
一般	-0.003	0.070	0.000
差	0.014	-0.067	-0.001
残差			**0.200**
合计			**0.490**
个体视角的水平公平指数			**0.503**
家庭视角的水平公平指数			**0.496**

*** $p < 0.001$，** $p < 0.01$，* $p < 0.05$，+ $p < 0.1$。

图6-3显示资源特征整体贡献最大，其次是需要特征，家庭特征贡献最小。资源与家庭特征的贡献强化了有利于高收入群体的社区生活照料服务利用分布，需要特征的整体贡献则缩小了这一差异。从个体视角，我们视老年人个体需要所致的社区生活照料服务利用分布不均为合理差异，在控制个体需要特征后，社区生活照料服务水平公平指数为0.503，不公平程度略高于不均等程度。由于家庭特征的总体贡献更加有利于高收入群体，如从家庭视角，我们视老年人的个体需要和家庭资源所致社区生活照料服务利用差异为合理现象，社区生活照料服务水平公平指数为0.496，不公平程度较个人视角有所降低。然而无论以何种视角

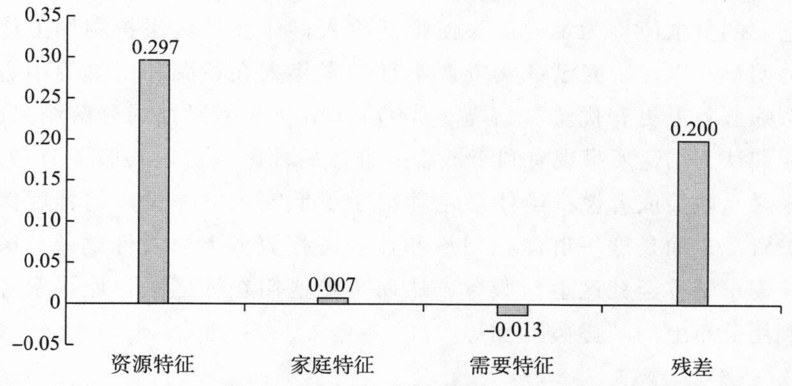

图6-3　与收入相关的社区生活照料利用服务差异特征贡献值

进行评估，2014 年我国的社区生活照料服务均存在有利于高收入家庭的利用不公平。

资源特征与社区医护照料服务利用差异 表 6－7 分解结果显示，经济水平、受教育程度、退休前职业地位、城乡的贡献值均为负，这些资源所带来的社区医护照料服务影响均扩大了有利于低收入群体的照料服务利用差异。中部地区和养老保障的贡献值为正，表明二者的影响对高收入群体更加有利。

家庭特征与社区医护照料服务利用差异 表 6－7 分解结果显示，配偶、子女和居住安排等家庭特征变量对社区医护照料服务利用的影响系数均为正，但是配偶和子女资源在高收入群体和低收入群体中的分布有所不同，其中配偶的集中指数为正，子女数量和居住模式的集中指数为负，前者贡献扩大了有利于高收入群体的社区医护照料服务利用差异，后者贡献弱化了他们的利用优势。

需要特征与社区医护照料服务利用差异 表 6－7 分解结果显示，女性、高龄、社会活动能力及日常生活能力受损均会增加老年人利用社区医护照料服务的可能性，除年龄特征外其他变量贡献值均为负，表明这些特征的贡献均缩小了有利于高收入群体的社区医护照料服务利用差异。

比较后发现，城乡差异是造成 2014 年与收入相关的社区医护照料服务利用差异的最主要原因，其次是经济水平和受教育程度，它们的贡献值均为负，最终使得低收入群体在社区医护利用上优势明显。以往研究已证实资源丰富的老年人在住院和门诊等中心医疗服务上更有优势（解垩，2009），结合本书研究的分解结果，我们认为结论所呈现有利于低收入群体的社区医护照料服务分布，未必是政策或者说供给体系主动给予了低收入群体更多的社区医护资源，而是这一群体在门诊和住院医疗服务上可及性更差，医疗需求转移至社区上门服务，从而呈现他们在社区医护照料服务利用分布上的“虚假”优势。

表 6-7　与收入相关的社区医护照料服务利用差异分解结果

变量	弹性系数	集中指数	贡献值
资源特征合计			
家庭人均年支出（ln+1）	-0.389	0.065	-0.025
受教育程度（参照：文盲）			
小学及以下	0.041	-0.090	-0.004
中学及以上	-0.060	0.328	-0.020
退休前职业地位（参照：普通）			
管理或技术岗位	-0.018	0.450	-0.008
区域（参照：西部地区）			
中部地区	-0.056	-0.151	0.008
东部地区	-0.009	0.054	-0.001
城乡（参照：农村）			
城市	-0.295	0.235	-0.069
养老保障（参照：无）			
有	0.166	0.074	0.012
家庭特征合计			
配偶状况（参照：无配偶）			
配偶健在	0.081	0.021	0.002
健在子女数量	0.044	-0.060	-0.003
与子女同住（参照：否）			
是	0.055	-0.152	-0.008
需要特征合计			
性别（参照：男性）			
女性	0.056	-0.011	-0.001
年龄（参照：60~69岁）			
70~79岁	0.046	0.015	0.001
80岁及以上	0.019	0.058	0.001
社会活动能力（参照：自理）			
受损	0.053	-0.123	-0.007
日常生活能力（参照：自理）			
受损	0.034	-0.017	-0.001

续表

变量	弹性系数	集中指数	贡献值
健康自评（参照：好）			
一般	0.007	0.070	0.000
差	-0.003	-0.067	0.000
残差			**0.009**
合计			**-0.111**
个体视角的水平公平指数			**-0.105**
家庭视角的水平公平指数			**-0.096**

*** $p<0.001$，** $p<0.01$，* $p<0.05$，+ $p<0.1$。

特征贡献累积柱状图 6-4 显示，资源特征整体贡献最大，其次是家庭特征和需要特征，三类变量的整体贡献值均为负，强化了亲低收入群体的社区医护照料服务利用不均等。如视老年人的个体需要为照料服务利用差异形成的合理要素，在控制这些合理要素后，社区医护照料服务水平公平指数为 -0.105，即是低收入群体的需要水平更高，从公平角度来看，他们获益并没有观测值高。如从家庭视角，视老年人的个体需要和家庭资源特征所致照料服务利用差异为合理现象，即是倡导家庭资源对社区医疗的辅助，那么在控制合理要素后的社区医护照料服务水平公平指数为 -0.096，与个体视角所计算的观测值相比，低收入群体从中获益程度进一步弱化。

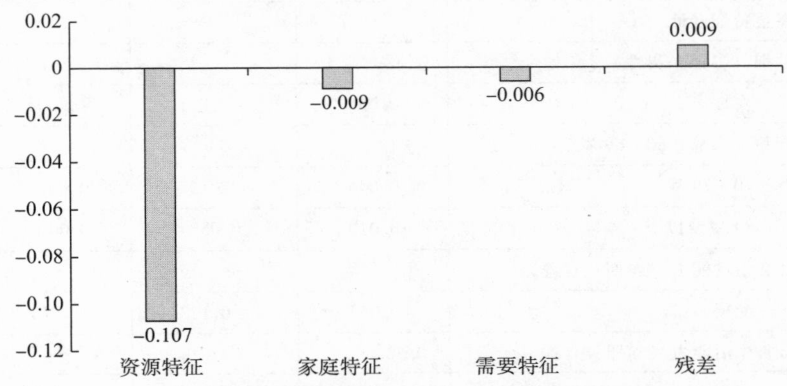

图 6-4　与收入相关的社区医护照料服务利用差异特征贡献值

第四节　本章小结

在老年照料体系公平性分析框架指导下，本章利用中国老年社会追踪基线调查（CLASS）2014 年数据，从社区生活照料服务和社区医护照料服务两个部分描述与收入相关的服务利用差异，并在此基础上分解利用差异，进而探索社区照料体系公平性。集中指数计算结果显示，我国社区照料服务呈现较为显著的与收入相关的服务利用差异，受益方向因内容差异而不同。社区生活照料服务集中指数为正，集中曲线向下，表明高收入群体在社区生活照料服务利用中优势更加明显，社区医护照料服务集中指数为负，集中曲线向上，表明社区医护照料服务利用差异对低收入群体更加有利。不同特征对与收入相关的社区照料服务利用差异各特征贡献变动方向总结如表 6 – 8 所示，具体的贡献情况如下。

资源特征的贡献强化了高收入群体的社区生活照料服务利用优势，同时减弱了他们的社区医护照料服务利用优势。与机构照料类似，收入、受教育程度和职业地位越高的老年人，支付能力和认知水平越高，他们从市场购买社区生活照料服务的能力及意识更强，增加了老年人利用社区照料服务的可能性。但是西部地区老年人比中东部地区老年人表现出更高的社区利用概率，我们认为这主要源于当下社区照料服务几乎完全依靠市场，政府干预甚少，中东部的照料成本更高，降低了这些地区老年人利用社区照料服务的可能性。城市老年人因为置身于更为成熟的社区照料供给体系之中，他们利用社区照料服务的概率有所提升。该变量对社区医护利用的作用方向则有所不同，收入、受教育程度和职业地位等个体社会经济资源虽然影响力微弱，但它们的削弱作用增加了低收入群体在社区医护照料服务利用上的优势。此外，与城市老年人相比，农村老年人利用社区医护服务的可能性反而更高，结合前人的研究，我们认为这与农村地区门诊和住院医疗可及性低于城市有关（李建新、夏翠翠，2014），城市老年人需要医护服务时更倾向于使用优质的门诊和住院服务，农村老年人因体弱、交通不便、医疗成本高等则只能被动选择成本相对较低的上门服务。由于多个资源变量与收入分配正相关（集中指数为正），因此资源的促进作用往往为高收入老年人带来社区照料服务利用优势，资源的抑制作用则会降低这种优势。具体来看，资源特征的整体贡献强化了有利于高收入人群的社区生活照料服务利用差异，但它在社区医护照料领域的作用则对低收入老年人更加友好。

家庭特征强化了有利于高收入群体的社区生活照料服务利用差异，同时也增强了有利于低收入群体的社区医护照料服务利用差异。家庭资源增加家庭照料，并与老年人社区生活照料形成替代关系，与社区医护照料形成互补关系，强化了有利于高收入老年人的社区生活照料服务利用差异和有利于低收入老年人的社区医护照料服务利用差异。相比之下，这些变量的影响力有限，使得它们对社区照料服务利用差异的贡献程度也较为微弱。

需要特征的影响增强了低收入群体在社区生活照料服务和社区医护照料服务上的利用优势。因为女性在身体机能上的弱势，性别增加了她们的社区照料利用概率。除年龄外，自理能力受损的老年人在财富分配上更加弱势，需要特征的促进作用整体上缩小了高收入群体在社区照料服务利用中的优势。

表 6-8　与收入相关的社区照料服务利用差异各特征贡献方向总结

分类	指标	方向
资源特征	社区生活照料	+
	社区医护照料	-
家庭特征	社区生活照料	+
	社区医护照料	-
需要特征	社区生活照料	-
	社区医护照料	-

在社区生活照料维度，家庭特征的贡献变动方向为正，需要特征的贡献变动方向为负，视个体需要为利用差异的合理要素，社区生活照料服务不公平程度大于实际所观测的不均等程度，进一步控制家庭特征后，不公平程度较个体视角有所缩小。在社区

医护照料维度，家庭和需要特征的贡献变动方向均为负，以个体为服务提供主体，控制个体需要后，社区医护照料服务仍然有利于低收入群体，但是他们的获益没有观测值多，进一步控制家庭特征后，低收入群体获益程度进一步弱化。

第七章　主要结论与政策思考

本章主要包括三个部分的内容：首先，总结研究的主要发现，比较异同、提炼规律，讨论体系公平性；其次，根据第二章至第六章的主要研究发现，提出提升老年照料体系公平性的思考和建议；最后，对本书的局限性进行讨论，并提出下一步的研究展望。

第一节　主要结论

本书在服务利用行为模型和健康公平理论指导下，依据中国老年照料特点，构建了适用于解释中国老年照料体系公平性的理论分析框架。基于定量研究的基本范式和 Wagstaff、Oaxaca 等提出的集中指数测量、分解公式，本书描述了与收入相关的中国老年人自理能力及家庭照料、机构照料、社区照料服务利用差异，比较差异变动，探索以上差异及变动构成。本书经验研究数据主要来自北京大学健康老龄与发展研究中心和中国疾控中心合作收集的中国老年健康影响因素追踪调查（CLHLS）2005 年和 2014 年的数据集。由于该数据没有社区照料部分的相关内容，社区又是我国养老服务体系的组成部分，为了保持分析架构的完整性，本书采用了数据组合的方法，社区照料论证所用数据是中国人民大学老年学研究所收集的中国老年社会追踪（CLASS）调查 2014 年的基线调查数据。

一　自理能力不均等受益方向呈现内容差异，变动略有利于高收入群体

2005 年，低收入老年人群体的社会活动能力受损风险更大，

而高收入老年人群的日常生活能力受损更为严重。2014 年，社会活动能力受损风险在不同收入水平老年群体中分布较为平均，但日常生活能力受损风险仍然更多地分布在较高收入老年人群体中。无论是社会活动能力还是日常生活能力，能力分布不均等变动对高收入人群都更加有利，也即与收入相对较低人群相比，收入相对较高人群的受损概率随时间推移下降速度更快。

能力状况分析结果显示，2005 年时收入及受教育程度、医疗保障、配偶健在是社会活动能力的保护因子，这些资源的存在及水平提升显著降低了老年人社会活动能力受损的可能性。居住在中东部地区、城市等福利体系较为完善环境中的老年人，往往有着更长的预期寿命，但也伴随着难以根除的慢性疾病，从而呈现更高的能力受损概率。与大部分研究结论一致，与子女同住、高龄及女性老年人社会活动能力更弱。在日常生活能力维度，医疗保障仍然是较为明显的保护因子，与子女同住、高龄和女性特征则预示着较高的损伤概率。此外，养老保障所带来的残疾预期寿命有所延长，与区域、城乡影响一样，显著提高了老年人日常生活能力受损可能性。与 2005 年相比，2014 年养老保障对社会活动能力受损的预测变得显著，收入、受教育程度以及配偶健在对日常生活能力的保护作用亦较为明显，其他因素的影响作用相对稳定。

与能力相关的自理能力差异分解结果显示，2005 年时收入本身及区域对与收入相关的社会活动能力差异贡献最大，前者强化了低收入人群的受损劣势，后者则缩小了这一差异。区域和城乡在 2005 年时对日常生活能力差异作用最为明显，二者共同弱化了低收入人群的能力劣势。2014 年，收入是强化低收入人群社会活动能力受损劣势的主要因素，收入、城乡和区域对日常生活能力不均等的贡献相对明显，与 2005 年一样，收入强化了低收入人群能力受损劣势，城乡和区域的作用则正好相反。随着时间推移，收入的保护作用在两个能力维度上均有所增强，区域间收入分布亦更加均衡，这些变化对高收入人群更加有利。

各特征相比，资源特征差异在两个能力维度上都是形成与收入相关的受损差异的主要原因，家庭特征及人口特征贡献微弱。资源特征对社会活动能力不均等的整体贡献值为负，强化了低收入人群受损劣势，结果对高收入人群更加有利。资源特征对日常生活能力的整体贡献值为正，强化了高收入人群能力劣势，结果对低收入人群更加有利。与需要特征和人口特征相比，资源特征的贡献变动亦最为明显，变动降低了高收入家庭老年人能力受损劣势。

综上，老年人自理能力不均等受益方向呈现内容差异，整体的发展似乎对高收入人群更为有利。个体性资源能够通过改善老年人的辅助器具、个体认知等方式提升人们的社会活动能力，从而形成与收入相关的能力差异，但在更为基础的日常生活能力上，个体性资源的保护作用十分有限。结论提醒我们，要留意资源带给人们的保护作用，并考虑它在改善低收入人群生存境况中的不同作用机制。

二　亲高收入人群的家庭照料服务利用差异随时间推移而变小，资源特征贡献最为明显

2005 年，失能老人家庭照料服务利用不均等有利于高收入群体；2014 年，失能老人家庭照料服务利用与家庭收入之间没有显著的相关性。可见随着时间推移，家庭照料服务利用在不同收入失能老人之间分布越来越均等。从 2014 年的数据分析看还可以发现，与失能老人相比，自理老人家庭照料服务利用不均等程度更高，分布差异对高收入人群更加有利。

服务利用行为分析结果显示，人口流动拉大了欠发展地区子女与老年人的物理距离，2005 年居住在中东部和城市地区的失能老人有机会从子女处获得更多的家庭照料时间，除此之外，与子女同住及百岁高龄也是照料强度增加的显著预测因子。医疗体系则成为家庭照料的分担者，较为明显地减少了失能老人的家庭照料时间。2014 年，医疗和居住安排仍然与失能老人家庭照料服务利用强度显著相关，区域、城乡及年龄所致的利用差异不再明显。在自理老人群体中，老年人收入水平提升、与子女同住及社会活

动能力受损都会增加他们所获家庭照料时间。较为特别之处在于，农村自理老人比城市自理老人获得了更多的家庭照料时间，这与失能老年人分析结果完全相反，结论表明在老年人自理能力较好时，农村人员流动所促成的代际照料交换机制明显，一旦老年人自理能力不足，照料需要强度提升，农村老年人在照料交换中的劣势便显现出来。

利用不均等分解结果显示，2005 年时对失能老人与收入相关的家庭照料服务利用差异贡献最大的因素是城乡、医疗保障及区域，城乡及区域的促进作用强化了高收入人群利用优势，医疗保障所发挥的替代作用则缩小了这一差异。2014 年时失能老人与收入相关的家庭照料分布较为均匀，各因素贡献均不大。收入水平和城乡差异则是自理老人服务利用不均等产生的根源，前者对高收入人群更加有利，后者弱化了这一差异。年份变动分解结果显示，城乡、医疗保障的贡献变动相对明显，城乡一体化进程弱化了高收入人群家庭照料服务利用的优势，医疗保险的普及使医疗体系的替代作用向低收入人群延伸，这些变化弱化了低收入人群家庭照料服务利用的优势。

无论哪个年份或者人群，资源特征对与收入相关的家庭照料服务利用差异的贡献变动都最为明显，资源特征强化了有利于高收入人群的利用不均等。在失能群体中，资源特征的贡献随时间推移而变小，家庭特征的贡献从有利于高收入群体转向有利于低收入群体，需要特征的贡献十分微弱。在排除需要因素所致利用差异后，本研究认为，2005 年，我国失能老人的家庭照料服务利用存在不公平，不公平程度随着时间推移而降低；2014 年，与收入相关的家庭照料利用差异在失能老人群体中不再显著。但是，2014 年，自理老人的家庭照料服务利用亦表现出不公平。由于需要特征贡献十分微弱，不公平与不均等程度差异甚小。

扩展开来，针对失能老人的分析结论印证了家庭照料者的利他动机和情感因素（Lee and Xiao，1998），个体社会经济地位对失能老人家庭照料服务利用不均等贡献甚小。高收入老年人的家庭照料服务利用优势主要源于城乡和区域差异，地区社会经济发展不平衡造成了人口流动，减少了欠发达地区老年人获得家庭照料的可能性，进而在失能老人中形成亲高收入人群的家庭照料服务利用不均等，也即社会经济环境（而非个体社会经济地位）造就了服务利用不公平，这种不公平随时间的推移而改善。结合社会照料领域的分析，本研究有理由认为家庭照料体系公平性的提高与社会照料体系公平性的降低关系密切。随着养老的市场化推进，高收入家庭更有能力和可能性将资源交换由家庭内转向家庭外，他们的照料服务利用优势也随之转化。

比较失能和自理老人的分布及分解特征，本书认为基于风险应对和个体发展的家庭照料服务利用行为逻辑存在显著差异。当老年人自我照料风险产生后，子女的照料行为是基于利他原则，照料与老年人的个体社会经济地位相关性不大。在风险较小时，子女行为呈现交换特征，个体社会经济地位较高的老人更加容易得到子女的尊重和支持。分析还发现，城乡差异在两个人群中的贡献完全相反，有研究认为这与农村人口流动和代际交换有关（郭秋菊、靳小怡，2018）。农村的健康老年人更有可能因为子女流动而需要为他们照看孩子，子女在可承受范围为老人提供经济或者照料回馈，当老年人自我或照顾他人的能力丧失，农村老年人受子女流动影响，所获子女照料显著少于城市老年人群。换言之，利他与交换并存于中国家庭照料决策之中，共同塑造着家庭照料服务利用行为。

最后，家庭特征贡献虽然十分微弱，但贡献变动方向的改变值得研究者注意。在计划生育政策的影响下，儿女数量所致家庭照料资源优势从高收入人群转向低收入人群，这提醒政策制定者重视家庭结构变迁给家庭照料服务利用分布带来的影响，以为未来体系可及性、公平性提升提供更多可能性。

三　机构照料服务利用从不均衡发展为亲高收入人群，家庭和资源贡献呈现年份差异

2005 年，机构照料服务利用均等性较好，但分布并不均衡，最低和最高收入老年群体服务利用率较高，中等收入水平老年群

体服务利用率相对较低。2014 年，分组数据显示，机构照料服务利用仍然集中在收入分层两端，但高收入组别优势更加明显，机构照料服务利用分布整体上有利于较高收入老年群体。

服务利用行为分析结果显示，2005 年，老年人收入水平越高，利用机构照料的可能性越低，配偶健在、健在子女数量增加及女性特征亦显著降低了老年人的机构照料服务利用行为，退休前处于管理或技术岗位、拥有医疗保障及居住在城市则会增加他们的机构照料服务利用率。2014 年，老年人收入水平的影响方向与 2005 年时完全相反，老年人收入越高利用机构照料的可能性越大，受教育程度的促进作用亦呈现边缘性显著。随着单位制解体、医疗保障普及，2014 年，退休前职业地位和医疗保障的提升作用不再明显，但是社会活动能力受损的促进作用更加显著，提升了老年人的机构照料服务利用率。

服务利用不均等分解结果显示，2005 年，收入、城乡对与收入相关的机构照料服务利用差异的贡献最大，收入本身带给低收入人群的服务利用优势与城乡带给他们的服务利用劣势相互抵消，资源特征对机构照料服务利用不均等的整体贡献不大。家庭替代作用较为明显，未婚、少子老年人收入更低，低收入人群从替代中获益。2014 年，收入与城乡因素仍是服务利用不均等产生的主要原因，收入本身的正向贡献十分突出，它与城乡作用相互叠加，共同强化了亲高收入人群机构照料服务利用差异。收入及家庭照料禀赋贡献随着时间推移变化相对明显，收入对机构照料行为的促进作用增强，收入与健在子女数量、配偶状况相关性减弱，变化对高收入人群更加有利。

2005 年，由于需要特征和资源特征对不平等贡献甚微，机构照料公平程度取决于家庭因素影响及政策视角，在个体视角下，机构照料体系公平性较好，而在家庭视角下，家庭照料资源匮乏群体理应获得更多社会服务，这部分服务利用差异合理化后，机构照料服务利用存在微弱的不公平。2014 年，资源特征贡献增强，超过需要特征和家庭特征，成为高收入人群服务利用优势获得的主要原因，机构照料存在较为明显的不公平。由于需要特征贡献微弱，家庭特征影响亦有所减弱，无论是基于个体还是基于家庭视角进行估计，不公平与不均等程度在2014年时都较为接近。

扩展开来，2005年，机构照料处于救助为主的狭义养老阶段，政府直接管理养老机构，与同为政府直接提供服务的欧美福利国家的结果类似，政府直接提供服务在保护弱者、维持整体均等上表现较好（Stefania，Ricardo，and Andrea，2017）。然而分解后发现，二者的形成机制截然不同，欧美福利国家的利用均等源于制度对需要的回应，低收入人群需要更高，与高收入人群资源优势中和，达成均等的服务利用分布景象，中国机构照料作为救助政策的一部分，附带资产审查，服务向低收入人群和家庭资源匮乏者倾斜，与城乡差异带给高收入群体的服务利用优势中和，服务利用分布整体上较为均等。随后，机构养老进入市场化、社会化快速发展阶段（谭兵，2018）。2014年，机构养老所承担的社会救助功能仍然存在，但比例随着市场的进入而降低，个体社会经济地位较高的群体更有可能利用机构养老服务，与城乡差异所致贡献重叠，形成较为明显的机构照料不公平，结论与国外养老体系市场融资程度较高地区类似（Carrieri，Novi，and Orso，2017），亦呈现中国独有的城乡二元特征。

此外，老年人的家庭禀赋是他们在机构照料服务利用决策中的关键性因素，机构照料往往是家庭照料资源不足的替代品。2005年，低收入人群家庭资源相对贫乏，以家庭为补充的机构照料救助制度在当时对低收入人群更为有利。随着收入在不同家庭特征人群中分布更为均等，2014年，家庭带给低收入人群的机构照料服务利用优势消失。换言之，养老机构一直都是家庭照料体系不足时的替代系统，随着不同收入人群家庭结构趋于一致，以补充家庭照料不足为目标的机构照料服务利用不再对低收入人群形成补偿，甚至有向高收入人群倾斜的趋势。

最后，研究发现，各需要特征对机构照料服务利用影响较小，2005年，任何一类自理能力受损都与机构照料无关，说明机构在较长一段时间内承担着“住宅”而非照料功能。2014年，机构的照料功能初步显现，社会活动能力受损老年群体更有可能居住在院舍之中。但是日常功能缺损仍然不是机构照料服务利用的预测因子，表明我国的养老机构仍然未能担负起照料最体弱老年人群的基本责任，机构与居家照料之间的角色定位有待进一步厘清，机构在体弱老人照料上的专业性也需要进一步增强。

四　社区照料服务利用不均等获益方向呈现内容差异，资源贡献最为明显

与收入相关的社区生活照料服务利用差异对高收入人群更加有利，低收入人群在社区医护照料维度的利用优势更为明显。人与人之间的资源悬殊是造成这一差异的主要原因，资源的贡献强化了高收入人群的社区生活照料服务利用优势，也弱化了他们的社区医护照料服务利用优势。

服务利用行为分析结果表明，较高的家庭经济水平、受教育程度及退休前职业地位都会增加老年人的社区生活照料服务利用行为，城市老年人利用生活照料的概率相对较高，中部地区的老年人利用该服务的概率相对较低，女性、高龄和自理能力受损等需要特征的预测作用亦十分显著，增大了老年人利用社区生活照料的可能性。在社区医护照料维度，由于中心医疗缺乏（郑先荣、张新平，1999），农村地区老年人比城市地区老年人更有可能利用社区医护照料服务。此外，拥有养老保障的老年人更有可能得到制度补偿，日常生活能力缺损老年人对专业护理的需求更大，他们利用社区医护照料服务的可能性相对较大。

分解结果显示，老年人的个体社会经济地位差异是与收入相关的社区生活照料服务利用不均等形成的主要原因，城乡差距进一步强化了这一差异，贡献对高收入人群更大。在社区医护照料维度，城乡医疗体系和个体社会经济地位的悬殊成为与收入相关的服务利用不均等形成的首要原因，低收入人群从中受益更多。

与资源特征相比，家庭特征和需要特征贡献较小，无论是基于何种政策视角进行评估，结果都显示，老年社区生活照料服务利用存在不公平，不公平程度略微高于实际所观测的不均等程度。家庭特征和需要特征的贡献均强化了低收入人群社区医护服务利

用优势，控制这一差异后，低收入人群从医护照料服务中所获医疗补偿，较实际观测值更低。

扩展开来，本研究认为，政府在社区生活照料体系构建过程中以市场激励为主，自身参与程度有限，个体直接与市场对接是导致个体社会经济地位在社区生活照料服务利用不均等中作用明显的主要原因。而在社区医护照料维度，已有研究证实低收入人群的门诊及住院服务利用劣势相对明显（解垩，2009），社区医护照料对低收入人群的倾斜，实质上是为他们门诊及医疗服务获取不足提供的补偿，农村和欠发达地区的补偿作用更加显著（郑先荣、张新平，1999）。换言之，社区医护照料服务体系对低收入人群的倾斜并非因为他们个体能力或者健康水平更低，而是因为农村、低收入及文化水平不足老年人在门诊、住院医疗服务上的需求未满足状况更加严重，这些需求转移至上门医护项目。这从另一个层面也说明，我国的社区医护照料更多承担着“医治”的功能，“养护”功能有待进一步厘清和加强。

五　整体状况及发展趋势

综合不同照料类型和年份分析结果，本研究认为老年照料体系整体上显现有利于高收入人群的服务利用不均等，变动趋势并不统一。2005 年，社会照料市场化程度有限，以机构为代表的社会照料承担着救助功能，服务利用分布整体均等，高收入老年群体的照料服务利用优势主要存在于家庭领域。随着城乡一体化和养老服务市场化的推进，不同收入老年人群体在家庭领域的照料服务利用差异缩小，然而他们在社会领域的照料服务利用差异却在扩大，也即不同收入老年人照料服务利用行为随着政策、环境改变而呈现不同的依赖路径，低收入老年人仍然依赖家庭，高收入老年群体在市场中实现了“经济－照料”的转化，他们正越来越多地依靠社会。

无论是家庭照料还是社会照料，无论是专业照料还是非专业照料，除 2005 年机构照料外，资源特征贡献都超过了家庭特征和需要特征，成为与收入相关的照料服务利用差异产生的主要原因。

随着时间推移，个体性资源对不均等的贡献有所增强，制度性资源对不均等的贡献却有所减弱。2005 年，城乡二元结构是与收入相关的利用不均产生的主要原因。随着社会照料体系市场化、社会化的发展，以收入为代表的个体性资源对社会照料服务利用的促进作用不断增强，个体社会经济地位在 2014 年时取代城乡，成为社会照料服务利用不均等产生的主要原因，社会照料体系不公平程度有所提升。值得肯定之处在于，城乡二元分割和收入分配差距有所改变，变化略微改善了正在恶化的照料体系不公平。

无论在哪个阶段，需要特征所造成的服务利用不均等都不明显，因此个体视角下的不均等和不公平差异甚小。结合能力不均等分析，本研究认为这与不同收入人群需要差异不明显有关，也与我国照料需求评估制度不健全有关。然而这并不意味着我们可以就此忽视需要在公平性评价中的重要性，一是需要满足直接关乎垂直公平，二是低收入人群受损劣势随时间推移有所增加。结合国外照料体系公平性分析结果（Stefania, Ricardo, and Andrea, 2017），本书认为随着制度完善和社会变迁，需要特征对部分不均等的作用将会越来越大，甚至会改变公平性评价结果。

本研究单独关注了家庭特征对服务利用不均等的贡献和变动，机构照料体系与家庭照料体系形成较为明显的替代，社区照料体系与家庭照料体系的关系则更为多元。在以补充家庭缺失为目标的救助性机构照料体系中，家庭特征贡献较为明显地影响了制度公平性评价，这种贡献随着不同收入人群家庭结构趋同而变小，结果提醒研究者需重视家庭在社会照料中的重要性，同时留意变化趋势对公平性的影响。

第二节　老年照料政策公平性思考

作为公共议题的老年照料，实质上是国家和社会协助个人与家庭承担外溢风险的工具，是提升社会福祉的方式，越是弱势的群体，个人和家庭外溢至社会的风险越大，因此，我们有必要强化养老服务的民生属性，加强对资源匮乏群体的支持。依据研究的基本结论，本书在提升老年照料水平、维持老年照料体系公平性议题上有如下思考。

一 社会养老服务体系建设晚、水平低，政府责任有待进一步强化

新中国成立后较长一段时间内，政府致力于解决人们的基本生活保障问题，1950 年国家第一次民政会议将社会福利制度定位为“政权建设、优抚和救灾”。在这一指挥棒下，无论是城市还是农村，社会养老服务的内容和覆盖面都十分有限。1955 年国家颁布《国家退休机关人员处理暂行办法》等系列文件，明确了企事业单位和工人的经济养老，但养老服务局限在新中国成立前参加革命工作的退休老干部，普通人群的赡养问题主要由家庭承担。对于没有家庭支持的老年群体，国家开始推动公办福利院发展，为他们提供救助性质的赡养服务（施巍巍，2014）。这种模式一直持续到改革开放之前，家庭赡养是养老服务的主要形式，家庭成员承担了几乎所有照料责任。在覆盖面有限的社会养老服务体系中，国家控制着几乎所有资源，社会照料高度依赖国家直接行政干预，市场和社会几乎完全缺位，社会养老服务体系呈现垄断性的国家福利特征，福利的水平较低，范围也十分有限。

随着我国计划生育政策和改革开放政策的推进，家庭呈现核心化和小型化，人口流动加剧，老年人口数量不断攀升，家庭已再难独立承担赡养责任。为了应对转型期凸显的老年照料问题，国家开始探索制度改革，冲破以往以“三无”“五保”为对象的救助型养老，扩大养老体系惠及面。1984 年民政部“漳州会议”召开，明确提出“社会福利社会化”，支持养老院向社会普通老年人开放。与此同时，市场化改革推进，单位制逐步解体，“单位人”变为“社会人”，单位福利制度随之瓦解，市场开始在社区层面为老年人提供养老服务。国家虽然允许社会福利社会化，但政府在救助之外的责任却一直缺位，机构养老隶属于其他制度，社会组织发展不足，社区养老几乎是完全的市场行为，社会照料体系建设十分缓慢。直到 1993 年《民政部国家计委等部门关于加快发展

社区服务业的意见》才第一次提出“养老服务”的概念（民政部社会福利和慈善事业促进司，2018）。整体而言，这个时期社会养老服务需求日益明显，家庭承担了更多责任，市场缓慢进入，国家责任随着单位制解体进一步减少。

进入20世纪以后，我国老龄化程度持续加深，老年照料供需矛盾日益突出，社会保障制度亦逐步完善，国家在养老服务上的角色有所调整。2000年《国务院办公厅转发民政部等部门关于加快实现社会福利社会化意见的通知》颁布，公办养老机构进入实质性改革阶段。2006年《国务院办公厅转发全国老龄委办公室和发展改革委等部门关于加快发展养老服务业意见的通知》发布，“居家为基础、社区为依托、机构为补充”的养老服务体系框架得以确立，此后《社会养老服务体系建设规划（2011—2015年）》及系列推进养老服务体系建设文件颁布，养老服务发展进入国家主导、多方参与时期。这个时期国家责任有所增加，社会和市场参与有所增强，但养老服务的制度化、社会化建设处于初步阶段，国家干预的深度、强度及有效性仍然有待进一步提升。2017年，在《国务院关于印发“十三五”推进基本公共服务均等化规划的通知》中，养老服务没有被作为独立类别纳入国家基本公共服务制度框架（见图7－1），在基本社会服务分类中，基本社会服务项

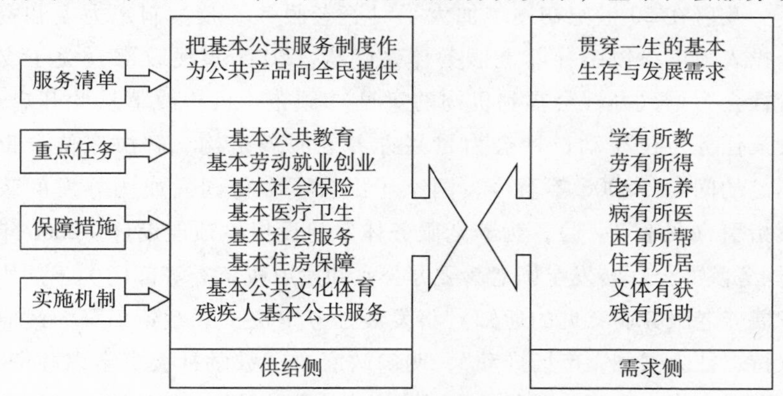

图7－1　国家基本公共服务制度框架

资料来源：根据《国务院关于印发“十三五”推进基本公共服务均等化规划的通知》（国发〔2017〕9号）整理。

目共 13 项：最低生活保障、特困人员救助供养、医疗救助、临时救助、受灾人员救助、法律援助、老年人福利补贴、困境儿童保障、农村留守儿童关爱保护、基本殡葬服务、优待抚恤、退役军人安置、重点优抚对象集中供养。养老服务仍然停留在救助领域，面向普通老年群体的照料服务依然没有完全进入公共服务领域。

综上，养老服务是支持老年人晚年生活的三大福利体系之一，具有较强的公共属性，养老服务中事关老年生存的照料服务更需要体现公平正义。纵观他国经验，政府或是承担了主要责任，形成国家保障型照料体系，或是与社会分担责任，形成社会保险型照料体系，或是承担“兜底”责任，形成社会救助型照料体系（张盈华，2015）。中国的公共养老服务长期以来局限在有限的人群之中，改革开放后政府责任承担力度不一，进入 21 世纪以后才逐步恢复，服务体系呈现水平低、覆盖面窄和政府担当不足的状况，即便与同为社会救助型的英美国家相比，责任提升空间也仍然很大。从推进服务公平性角度考虑，本书认为政府责任需要进一步增强，明确照料服务的公共属性。

二　当下政策目标重在激发市场活力，目标公正性有待进一步增强

政府在 20 世纪初逐步加大了对养老服务的政策制定力度和资金投入力度，以引导养老服务体系建构。2005 年民政部《关于支持社会力量兴办社会福利机构的意见》颁布，机构改革从此开启，政策任务定位在动员社会力量兴办养老服务机构、解决床位严重不足的问题。2006 年至今，国家还出台了多份国发或国办发的政策指引（见表 7－1），为养老服务体系建设提供顶层设计。2006 年《国务院办公厅转发全国老龄委办公室和发展改革委等部门关于加快发展养老服务业意见的通知》将发展任务定位于“政策引导、政府扶持、社会兴办、市场推动”，明确政府要“鼓励社会资金以独资、合资、合作、联营、参股等方式兴办养老服务业”。2011 年，《国务院关于印发中国老龄事业发展“十二五”规划的通知》《国务院办公厅关于印发社会养老服务体系建设规划（2011—2015 年）的通

知》规定的政策任务仍然是推进福利社会化改革，通过“增加政府投入、开放市场、引导和支持社会力量”兴办和运营养老服务设施。2013 年，《国务院关于加快发展养老服务业的若干意见》提出“服务体系更加健全、产业规模显著扩大”。在这些指挥棒引导下，实践部门旨在培育市场主体、规范市场行为，尽快建立养老服务体系，改变当前服务供给严重不足的现实状况，产权、税收、运营补贴、合资合作、政府购买等经济刺激策略的运用最为常见，政策甚至向“具有良好工作基础和相应能力”的优势地区倾斜，以最大限度带动市场和社会参与、盘活潜在社会资源。简而言之，2016 年以前政策指向几乎都是激发市场活力、搭建养老服务体系雏形。

表 7－1　2000～2020 年养老服务体系建设重要政策一览（部分）

政策名称	政策目标
《国务院办公厅转发全国老龄委办公室和发展改革委等部门关于加快发展养老服务业意见的通知》 （国办发〔2006〕6 号）	· 按照政策引导、政府扶持、社会兴办、市场推动的原则，逐步建立和完善以居家养老为基础、社区服务为依托、机构养老为补充的服务体系 · 要建立公开、平等、规范的养老服务业准入制度，积极支持以公建民营、民办公助、政府补贴、购买服务等多种方式兴办养老服务业，鼓励社会资金以独资、合资、合作、联营、参股等方式兴办养老服务业
《国务院关于印发中国老龄事业发展“十二五”规划的通知》 （国发〔2011〕28 号）	· 建立应对人口老龄化战略体系基本框架，制定实施老龄事业中长期发展规划 · 健全覆盖城乡居民的社会养老保障体系，初步实现全国老年人人人享有基本养老保障 · 健全老年人基本医疗保障体系 · 建立以居家为基础、社区为依托、机构为支撑的养老服务体系 · 全面推行城乡建设涉老工程技术标准规范、无障碍设施改造和新建小区老龄设施配套建设规划标准 · 增加老年文化、教育和体育健身活动设施，进一步扩大各级各类老年大学（学校）办学规模 · 加强老年社会管理工作
《国务院办公厅关于印发社会养老服务体系建设规划（2011—2015 年）的通知》 （国办发〔2011〕60 号）	· 到 2015 年，基本形成制度完善、组织健全、规模适度、运营良好、服务优良、监管到位、可持续发展的社会养老服务体系 · 每千名老年人拥有养老床位数达到 30 张 · 居家养老和社区养老服务网络基本健全

续表

政策名称	政策目标
《国务院关于加快发展养老服务业的若干意见》（国发〔2013〕35号）	·到2020年，全面建成以居家为基础、社区为依托、机构为支撑的，功能完善、规模适度、覆盖城乡的养老服务体系 ·服务体系更加健全 ·产业规模显著扩大 ·发展环境更加优化
《国务院办公厅转发卫生计生委等部门关于推进医疗卫生与养老服务相结合指导意见的通知》（国办发〔2015〕84号）	·到2017年，医养结合政策体系、标准规范和管理制度初步建立，符合需求的专业化医养结合人才培养制度基本形成，建成一批兼具医疗卫生和养老服务资质和能力的医疗卫生机构或养老机构，逐步提升基层医疗卫生机构为居家老年人提供上门服务的能力 ·到2020年，符合国情的医养结合体制机制和政策法规体系基本建立，医疗卫生和养老服务资源实现有序共享，覆盖城乡、规模适宜、功能合理、综合连续的医养结合服务网络基本形成，基层医疗卫生机构为居家老年人提供上门服务的能力明显提升
《国务院办公厅关于全面放开养老服务市场　提升养老服务质量的若干意见》（国办发〔2016〕91号）	·到2020年，养老服务市场全面放开，养老服务和产品有效供给能力大幅提升，供给结构更加合理，养老服务政策法规体系、行业质量标准体系进一步完善，信用体系基本建立，市场监管机制有效运行，服务质量明显改善，群众满意度显著提高，养老服务业成为促进经济社会发展的新动能
《国务院关于印发“十三五”国家老龄事业发展和养老体系建设规划的通知》（国发〔2017〕13号）	·到2020年，老龄事业发展整体水平明显提升，养老体系更加健全完善，及时应对、科学应对、综合应对人口老龄化的社会基础更加牢固 ·多支柱、全覆盖、更加公平、更可持续的社会保障体系更加完善 ·居家为基础、社区为依托、机构为补充、医养相结合的养老服务体系更加健全 ·有利于政府和市场作用充分发挥的制度体系更加完备 ·支持老龄事业发展和养老体系建设的社会环境更加友好
《国务院办公厅关于制定和实施老年人照顾服务项目的意见》（国办发〔2017〕52号）	·全面建立针对经济困难高龄和失能老人的补贴制度 ·发展居家养老服务 ·80周岁及以上老年人自愿随子女迁移户口 ·推进老年宜居社区建设，深化敬老月活动 ·保护老年人合法权益 ·支持城市公共交通为老年人提供优惠和便利

续表

政策名称	政策目标
《国务院办公厅关于制定和实施老年人照顾服务项目的意见》 （国办发〔2017〕52号）	·每年为65周岁及以上老年人免费建立电子档案、体检 ·补贴低收入家庭老年人参加医疗保险 ·推进医养结合力度；积极探索长期护理保险制度 ·开发老年人教育资源 ·制定家庭养老支持政策 ·支持老年人开展文体娱乐活动等内容
《国务院办公厅关于推进养老服务发展的意见》 （国办发〔2019〕5号）	·打通"堵点"，消除"痛点"，破除发展障碍，健全市场机制 ·持续完善居家为基础、社区为依托、机构为补充、医养相结合的养老服务体系 ·建立健全高龄、失能老人长期照护服务体系 ·强化信用为核心、质量为保障、放权与监管并重的服务管理体系 ·大力推动养老服务供给结构不断优化、社会有效投资明显扩大、养老服务质量持续提升、养老服务消费潜力充分释放 ·确保到2022年在保障人人享有基本养老服务的基础上，有效满足老年人多样化、多层次养老服务需求，老年人及其子女获得感、幸福感、安全感显著提高。

资料来源：根据中华人民共和国人民政府官网信息整理，详见 http://www.gov.cn/。

公平性的提出是为了公平地分享进步，而不是平均地分摊可避免的不幸（Braveman et al.，1996）。在供给总量不足、供给质量不高的背景下，我们不能否定市场培育作用，市场刺激工具所带来的体系扩展是促进更高层次公平性的前提。然而，老年照料具有明显的公共服务属性，应该是现代国家基于政府基本职责提供的社会物品，旨在保障公民的基本生存权和发展权，提升社会福利水平、促进人的全面发展。虽然效率是公共服务的发展路径，但公平才是公共服务的价值动力和内隐目标，如何平衡二者从来都是公共服务体系建设的核心议题（宁华宗，2015）。国家在过去二十年中虽然加大了对服务体系建设的政策支持力度和财政投入力度，但政策方向重在激发市场主体，增加服务供给。除了传统的救助工作，当下部分投入为了吸引市场参与，通常以"撒胡椒面"式的补贴展开，使强者更强，但又不足以要求市场降低费用，贫困老年人因为支付能力不足而接触不到社会服务，投入最终形成反向再分配，不公平程度持续加剧，机构养老“一床难求”。

2016 年，《国务院办公厅关于全面放开养老服务市场 提升养老服务质量的若干意见》依旧强调全面放开市场、激发市场活力和潜力、鼓励社会力量参与体系建设，但是该文件同时指出“服务体系已逐步完善”，但面临“结构不尽合理”“质量有待提高”等问题。2017 年，《国务院关于印发“十三五”国家老龄事业发展和养老体系建设规划的通知》在构建“多支柱、全覆盖、更可持续”的养老服务体系的同时也加入了“更加公平”这一目标。《国务院办公厅关于制定和实施老年人照顾服务项目的意见》亦开始在救助制度和供给建设之外留意到低收入老年人群，提出建立“针对经济困难高龄和失能老人的补贴制度”。可见，养老服务体系建设已经进入新的阶段，公平性调整逐步提上日程。基于老年照料的公共属性、发展阶段和正在扩大的获益不均等，本书认为在未来的养老服务体系调整中，应当进一步强化养老服务政策的公正性目标，纳入更为多元的政策调控工具，在实践层面落实保障性政策，对低收入人群进行利益补偿，避免反向再分配。

三 结合国家多元治理方向，培育和发挥社会组织服务功能

社会组织是介于政府和市场之外的一种组织形态，由于学者的关注点不同，社会组织的概念并未形成统一，例如第三部门、非政府组织、非营利组织、公民社会、免税组织等。历史上，政府曾被视为公共服务事务的唯一负责人，社会组织则以独立的市民社会形态出现，成为国家正式界限之外的“一片组织化私人行动空间”（萨拉蒙，2008）。伴随着新公共管理的兴起，20 世纪 80 年代，全球政府在改革中重新审视了自身的功能，从“划桨”转向“掌舵”，打破了政府与市场、社会在管理理念上的截然分界，社会组织的功能在政府管理制度改革中重新被定义。社会组织具有组织性、民间性、非营利性、自治性和自愿性等特点，行为方式贴近民众、行动灵活、创新性强、具专业性、覆盖领域广，这

些特征弥补了政府组织官僚化、科层化的不足。社会组织所倡导的人道精神和社区精神让其更加愿意关注弱势人群生存状况，关注公共服务的道德目标，避免了“市场失灵”缺陷。国际上，社会组织已成为政府在公共服务供给上的得力伙伴，共同为社会大众提供教育、环保、医疗、健康等诸多公共服务（王华，2003）。从老年照料体系发展的历史来看，社会组织一直是美国养老服务的核心承担者（张盈华，2015），因市场价格上涨及社会组织在社会性上的良好表现，英国也曾减少了养老服务供给的政府和企业份额，强化社会组织在服务供给中的责任承担（曲凌雁，2013）。

本书认为，社会组织是公共服务供给的理想伙伴之一，政府应当继续鼓励它们承担老年照料责任，但政府也有必要看到它们与企业的差异性，将培育社会组织社会性及其服务能力作为长期工程来实施。单纯从效率来看，依靠和扶持社会组织着实不是最优方案，但从公平性和持续性来看，却是弥补市场、政府不足，提升老年照料可及性、公平性的有益策略。

四 建立长期护理社会保险制度，实行累进制筹资模式

根据美国健康保险协会（HIAA）的定义，长期护理是“在一个较长时期内，持续地为患有慢性疾病或处于伤残状态的人提供的护理。这种护理包括：医疗服务、社会服务、居家服务、运送服务或其他支持性的服务”。长期护理保险就是对提供长期护理产生的费用进行分担和补偿的风险共担制度，部分国家将其归为健康保险大类，也有一些国家和地区将其独立出来，成为与医疗保险并列的单独险种。长期护理保险制度是社会保障中较为“年轻”的成员，最先在美国出现，随后被其他各国效仿，成为世界范围内抵御照料所致财务风险的重要方式。与医疗保险相比，长期护理保险并不以康复为目标，且补偿周期较长。迄今为止，已有多个国家和地区建立了长期护理保险制度。从筹资角度来看，长期护理保险制度可分为三类：来源于税收的福利模式，以奥地利、丹麦和瑞典为代表；来源于个人缴费的长期护理商业保险模式，以美国和法国为代表；来源于个人、企业和政府共担的长期护理

社会保险模式，以德国、日本和韩国为代表。来源于税收的福利模式在公平性上无疑是最好的选择，但从福利危机的世界经验和中国社会经济发展状况来看，该模式在中国的可行性并不高。相比之下，建立长期护理保险制度，分担照料及其财务风险，提升体弱老年人服务购买力，更加可取。

与个体网络和商业保险模式相比，社会保险模式更有利于分担照料风险、促进照料公平。人们的日常生活会遇到各种风险，老化所导致的自我照顾能力不足也是其中之一。在个人层面，人们通常会通过缔结非正式合约、自我储蓄及购买商业保险等自我保障方式来分摊和化解风险。缔结非正式合约在中国社会最为常见，例如老年人通过为子女照顾孩子、输送财物等方式换取子女支持（郭秋菊、靳小怡，2018）。但是，缔结非正式合约的成员之间往往存在着较大的风险关联性，随着家庭核心化，成员关联性增加，这种保障网络越来越难以抵抗照料风险。此外，崇老文化弱化所产生的道德风险增加，进一步加剧了合约风险。个人和商业储蓄在帮助个人对抗未来风险上往往有所助益，但两者共同的不足在于个人能力往往有限。对于贫困家庭来说，家庭抗风险能力更弱，特别是商业保险存在逆向选择，弱势人群更难得到支持。社会保险虽然脱胎于民间的私人保险，但它使用了“社会与强制”原则，确保了参与保险的所有人不再是“单独的个体”，设计将自助与他助整合，是居于社会救助和商业保险这两端之间的弹性部分（傅志明、刘玉璞，2008）。社会保险既体现了人们对保险给付的期待，又拥有国家的担保，在避免个体保障网络风险的同时，增强了制度对弱势人群的帮助，有助于形成可行、有效及公平的老年照料风险分担制度。

建立累进制保险筹资模式①，起付线及自付比例不宜过高。社

① 筹资累进性是指在一定的人群中，随着可支付能力的增强，服务支出占可支付能力的比重提高或降低的程度。如果随着收入增加，支出占可支付能力的比重也相应提高，则认为筹资是累进的；反之则认为筹资是累退的。反应筹资累进性的指标是 Kakwani 指数，为集中指数与基尼系数之差。在医疗服务领域，一般认为先进的筹资机制应当是累进制。

会保险收入再分配功能能否有效发挥，与筹资、给付方式关系密切。如果形成筹资累进，则可增加制度对低收入人群的帮扶，如果形成累退，则会造成制度对低收入人群的排挤。如果给付门槛过高，给付比例过高，那么低收入人群就会因为无法负担自付部分而放弃申请照料服务，制度将进一步排挤低收入人群，强化贫困家庭照料服务获得劣势。2016 年我国《关于开展长期护理保险制度试点的指导意见》颁布，长期护理保险试点工作开启。从第一批试点的情况来看，各个试点筹资给付模式并未达成一致，这足以说明其中利益关系错综复杂。从公平性角度来看，本书建议长期护理保险制度设计借鉴医疗保险制度在推进体系公平性上的做法（顾海，2019），利用国家财政补贴农村及落后地区，在实质上形成累进制筹资模式，也即支付能力高的人支付更多的费用，支付能力低的人由国家补贴，降低他们个人层面缴费负担，在社会保险制度内实现收入再分配功能。与此同时，制度应避免将起付线和自付比例设置过高，以减少低收入人群放弃使用公共照料的可能性。

综上，长期护理保险制度是帮助个体及家庭抵御不确定风险、增加购买力的重要政策工具。市场满足了高收入人群利用需要，救助保护了最低收入人群获得机会，但对于大部分的中等收入老年群体来说，他们根本无力购买社会养老服务，从而导致体系益分布不均。在各方压力和呼声中，人力资源和社会保障部办公厅于 2016 年发布《开展长期护理保险制度试点的指导意见》，开启了长期护理保险制度试点工作，然而时至今日，长期护理保险的推进仍然缓慢。从公平性角度考虑，本研究认为在激活市场力量参与养老供给的同时，应当尽快建立长期护理社会保险制度，提升普通大众的照料服务购买力。与此同时，保险设计应当避免反向再分配的发生，考虑以国家补贴等方式补偿社会中的低收入人群，强化制度风险共担功能和制度公正性目标。

五　在政策框架中承认并支持家庭照料，弥补低收入老年人的社会照料之不足

家庭照料是中国社会的文化偏好和政策方向。中国传统农业是

一种劳动力与耕地、农业生产资料结合在一起的生产方式，子女的生产资源和生产经验从上一代获得，因为拥有分配资源的权力，父辈在家中更容易树立权威，获得子代照料。在儒家文化的渲染下，封建社会更是“以孝治天下”，毕恭毕敬地赡养老人成为普通家庭的伦理道德和社会行为规范，并内化为个体的自觉意识（肖群忠，2005）。在生产方式和文化认同的共同作用下，中国形成了与西方国家截然不同的抚养和赡养方式，也即费孝通先生提出的“反馈论”，父母对子女有抚育义务，同时子女对父母也有赡养义务。基于这样的历史背景，最新修订的《中华人民共和国老年人权益保障法》将子女对老年人的责任写入国家法律，“应当履行对老年人经济上供养、生活上照料和精神上慰藉的义务，照顾老年人的特殊需要”。

转变观念，承认家庭非正式照料的社会属性。从文化根基和照料成本来看，家庭照料无疑是最为可行的方向，但在现代化及经济、人口政策所导致的社会变迁中，农业生产在人们的日常生活中占比越来越低，子女可以在第二、第三产业中获得更多的就业机会，家庭作为生产单位的基础不复存在，建基于之上的家庭养老也必然受到影响（曾富生、滕明雨，2019）。在文化上，赡养与政治的关联减弱，熟人社会变成陌生社会，道德和舆论对孝道的约束变弱，经济理性也改变着年轻人的思维方式，冲击着传统的养老方式（姚远，1998）。换言之，老年人虽然有着较强的家庭赡养偏好，政策亦想维持家庭养老的基本方式，但与传统社会相比，维持家庭照料的经济基础和文化背景已经发生变化。从本书研究结论可知，这种变化对不同收入老年群体的影响并不相同，收入相对较高的城市老人更有可能用家庭经济资源交换社会照料资源；在收入相对较低的农村老年人群中，他们没有足够的机会与市场形成交换，照料风险只能由家庭承担。本研究还发现，不同收入老年群体的家庭禀赋也正在发生变化，在生育政策影响下，低收入家庭子女数量越来越多，高收入家庭子女数量优势正在减弱，然而这种家庭照料禀赋并没有为低收入老年人带来实质性的照料支持。这些变化提醒政策制定者，仅从义务、道德层面倡导家庭照料，难以扭转家庭照料功能弱化的基本现状，相比之下，低收入家庭压力更大。面对这一现状，本书呼吁政策制定首先要了解贫困家庭在家庭照料中的承担及其后果，将家庭照料推向公共领域，从导向上认同家庭照料的社会责任担当。

家庭照顾津贴制度的争议如下文。

拒绝为亲属照料者支付报酬——道德与实践问题

1. 剥削亲属人员

面对即将把亲人送到老人院的可能，家属照料员宁愿牺牲在家庭外获得高工资的可能性，也要在家中照料亲人。他们拿到的工资往往只能达到最低标准，做出牺牲却拿不到福利，需要休息时也很难找到人顶班。为家庭照料者付费听起来很美好，实质却是维持了对家人的剥削。

2. 诈骗与滥用福利

亲属接受付费来提供照料的项目酝酿了成熟的诈骗环境，老年人和家人串通一气，虚报服务来骗取福利。如果老年人受到威胁，害怕失去亲人照顾，被迫在服务同意书上签字，则事情会更麻烦。因为子女白天要上班，老年人很可能在清早或者深夜才能得到服务，孙子女可能为了付自己的学费而成为所谓的护工。亲属不仅剥削老年人的退休金，还利用照料服务获取利益，老年人也可能会失去获得更专业照料服务的机会。

3. 管理费用攀升

为了保证服务质量，运营商会要求参与照料的人员参加每季度一次的培训，服务机构也需要增加拜访或者突防的次数。如果监管机构发现亲属无法参与培训或按照要求提供照料服务，机构会终止亲属服务。但是亲属护工会去另外一家机构，接着老年人也会转去另外一家机构，一直到他们找到一家管理不太严格的机构。对于机构来说，构建严格的监管制度，会增加他们的管理成本。

4. 项目成本不断攀升

有文献认为，80%的照料原本就是由非正式体系提供的，津贴制度的建立会让项目成本增加，实际照料质量却不会提升。如果家庭津贴制度出台，则会有大量家庭申请福利，并且在家庭内部出现谁来“管”老年人的纷争。有些没有亲属的人，会因为资源有限而无法优先享有资源。

Blaser，1998

为了爱，也为了钱——向亲属照料者付费

消费主导既是一种哲学，也是一种实践，老年人作为消费者，有权力和能力衡量自身照料需求，决定如何使自己得到最大程度的满足，并对服务质量进行评价。在消费主导的公共服务项目中，很多老年人主动选择自己的家属为自己提供服务。

虽然有人担心家庭津贴破坏社会价值和家庭责任，削弱用户体验，改变家庭关系，且可能存在家长作风、质量较低、欺诈和虐待等问题。但是目前对消费主导项目的评估显示，没有证据表明付款方式给家庭关系造成了负面影响，也没有造成滥用。质量数据表明，雇用亲属的消费者中，消费者感到自己被忽视或者被暴力对待的情况更少，老年人在主导性消费者项目中对照料者及其服务质量更加满意。一些项目为护工发放薪酬，由老年人转交给雇佣人员，这些做法将角色和责任划分清楚，有利于平衡照料者和老年人之间的关系。享受权益的老年人看起来在管理照料者、提供反馈和保证自己获得最好服务方面做得十分成功，诈骗和虐待在消费主导项目中并不严重。经验表明，老年人在他们体弱时，甚至在家庭格局纷乱的情况下，也可以成功管理照料者。

简而言之，家庭责任的问题让政策制定者困惑了几十年，但是国外精心设计的实验研究推翻了有关老年人被忽视、存在安全隐患或者对家庭关系造成负面影响的担忧。可能因为人们有了担忧，才有意识设计更为合理、可行的家庭支持政策，确保老年人及照顾者利益不受损坏。从目前的政策发展来看，承认和支持家庭照顾者已成为一种趋势，经验研究显示，为了爱、也为了钱的照护设计是可能和可行的，对老年人、家属及护理制度而言都有益处。

Kunkel，Applebaum，and Nelson，2004

将家庭照料纳入政策支持范畴是长期照护制度的发展趋势之一。在经验层面，经济合作与发展组织（OECD）有超过 3/4 的国家向有需要的照护服务使用者发放照护津贴，政策吸引了更多低收入群体回归家庭，并获得经济补偿。1995 年，英国出台了《照护者法案》，评估非正式照顾者的服务强度，给予他们相应的现金待遇或免费喘息服务。2008 年，德国颁布《照护休假法案》，给予雇员最长 6 个月的停薪留职休假。即便在以机构照料为主的“社会民主主义福利模式”国家，鼓励家庭非正式照料也正在成为趋势（张盈华，2015）。津贴的发放主要有两种形式：一是发放给照护服务使用者，他们可以选择向自己的家庭成员支付照顾津贴；二是直接将津贴发放给照顾者，视家庭照顾为一种社会劳动。在法国和德国，雇用自己家庭成员作为照顾者还可以获得税负减免和社会保障缴费优惠。在西班牙，非正式照护被计入工作年限，可以得到相应的社会保障。在德国，照顾者可以选择现金津贴、照护服务或者是二者的组合，对于选择家庭津贴的家庭，政府每隔 3 ~ 6 个月会上门检查，了解家庭照顾者是否得到充足的照顾服务，家庭津贴会有选择性地发放给照顾等级最高或者离开劳动力市场损失最大的照顾者（Lundsgaard，2005）。在英国、爱尔兰、澳大利亚、新西兰和加拿大等国，照护津贴主要发放给收入低于一定水平的照护者，津贴制度本身是收入再分配制度的一部分。

付诸行动，探索家庭照护津贴制度。2011 年，《国务院办公厅关于印发社会养老服务体系建设规划（2011—2015 年）的通知》提出，要探索专项补贴。2013 年，《国务院关于加快发展养老服务业的若干意见》亦强调，要支持个人、家庭承担应尽责任，这些都为我们构建津贴制度提供了政策依据。借鉴国外经验，结合我国社会照料体系发展不均衡、收入不同老年人风险溢出方式不同的现实情况，本书建议建立家庭津贴制度，将实物与现金给付同时纳入长期护理保险给付体系。与此同时，在中央和地方财政预算中可考虑设立附带需求评估和收入审查的现金补贴制度，改变以往“撒胡椒面”式的高龄津贴发放方式，与长期护理保险相互配合，减少低收入人群家庭财务风险，增加公共财政的再分配功能。无论最终是否纳入收入资格审查，因为收入不同老年人群体照料依赖路径、家庭照料禀赋存在差异，城乡和地域正式照料基础亦有不同，可以预见，当高收入老人从社会照料服务体系中获益更多时，低收入群体也将从家庭照料津贴中获益更多，从而形成照料方式有差异、照料结果趋同的多元照料模式。

综上，发展家庭照料既是文化传统，又是政策方向，亦是国际上提升老年人照料供给总量、降低照料成本的重要方法。随着社会经济制度的变迁，家庭照料的经济基础和文化环境已经变化，国家对家庭照料的鼓励不应当仅仅停留在文化层面，可考虑将它纳入公共政策支持范围，在长期护理保险体系中承认家庭非正式照料，在国家收入再分配制度中纳入附带家庭资产审查的照护津贴方案，以为社会照料体系不完善的农村地区老年人、收入更低的贫困家庭提供更多支持，弥补他们在社会养老中的利用劣势，补偿照料者机会成本。

六　完善需求评估工具，强化需要为本的照料分配原则

建立以需要为导向的照料资源分配机制。在公共服务评价体系中，公平分为两个维度：垂直公平和水平公平，前者指不同的需要得到不同的服务，后者指相同的需要得到相同的服务。科学规范的准入机制是维持照料体系公平最直接的方式，这也是欧洲部分社会主义民主福利国家照料公平程度较高的主要原因。经合组织与世界卫生组织指出，经济条件较差的老年人通常健康状况也会更差，他们对服务的需要更多（OECD and WHO，2003），以需求为导向的服务准入机制会增加受损人群获得政策支持的机会，弥补低收入人群自我照料能力劣势。从本书分析可见，随着时间的推移，保护因子带给高收入老人的优势更为明显，损伤因子作用逐步向低收入群体蔓延，高龄老人的收入优势减弱，也即低收入群体的需要增长率高于高收入群体，在年龄相对较低的 CLASS 数据分析结论中，低收入人群的自我照顾能力劣势更为明显。从这个角度来看，建立需要为导向的公共资源传输体系，不但可以

从照料角度帮助社会中的体弱者，增强垂直公平，亦可以缩小低收入群体与高收入群体之间的自我照顾能力差异，提升照料体系水平。

国外照护需求评估开展较早，已形成了多种适合本国国情的评估机制（见表7-2）。最初的评估工具分散而单一，主要应对某一个问题，例如针对认知功能的MMSE（简易智力状态检查量表），针对日常生活功能的Barthel指数，针对老年人情绪状况的GDS（老年抑郁量表）。随着长期照护制度的发展，这些单一量表被整合及应用于临床领域，作为评估照料质量及获得服务资格的标准，EASY-care（易韦关怀）是较为有代表性的多维度测量工具。在此基础上，研究者继续扩展了多维度评估概念，以使评估在多照顾设施之间具有兼容性，最为有代表性的系统是interRAI（国际化居民评估工具）。美国于1987年开发出用于机构评估的MDS（最小限数集），在多国研究者和实践者的努力下，该工具逐步发展为interRAI（国际化居民评估工具）。interRAI现在已发展出包括HC（居家照护评估）、LTC（长期照护机构评估）在内的二十多套子工具，加拿大、新加坡、日本、中国香港等多个国家和地区的评估体系建基于此。1997年中国香港引入美国MDS，进而开发出适用于当地护理养老院、长者日间照料中心等领域的MDS-HC（长者健康及家居护理评估工具）。

表7-2　部分国家及地区长期照护等级评估工具

代表国家	评估工具	评估指标	等级评定
美国	interRAI	18个维度168个条目：身份识别信息；听力、语言和视力；认知行为；情绪；行为；日常习惯和活动的偏好；功能状态；膀胱和肠道；疾病活动；健康状况；吞咽和营养状况；口腔状况；皮肤状况；药物；特殊治疗及程序；身体约束；评估及目标制定中的参与；医疗保险	各条目评价打破传统量表界限，无特定规律，并非所有条目均需要评价。评估结果与临床照护指南联系，推送个性化照护方案，通过资源利用分组测算照顾强度，给予不同支付金额

续表

代表国家	评估工具	评估指标	等级评定
英国	EASY - Care	7个维度49个条目：视、听和沟通；日常生活活动能力；移动自身；个人健康；居住和经济状况；保持健康；心理和精神状况	综合所有量表分为3个维度评分，得分越高风险越大：独立性得分，决定生活独立性，基本和复杂的日常生活活动，得分范围为0～100分；照护风险得分，决定住院风险，分数为8～12分；跌倒风险得分，分数为0～8分。得分≥3分，跌倒风险较高
澳大利亚	ACFI	共3个维度12个条目：日常生活活动能力；精神行为能力；复杂健康问题	每个条目分别由低到高分为4个级别，3个维度分别根据其中条目总分或分级再分为3个级别，综合3个维度级别，可分为高照护或者低照护两类的照护水平
德国	NBA	8个维度76个条目：移动；认知与沟通能力；行为与心理健康；自我照顾；就医需求及负担；日常生活安排与社会接触；户外运动；家务	依赖程度分为0～3分，总分按照各维度权重计分，维度1占10%，维度2和3占15%，维度4占40%，维度5占20%，维度6占15%，维度7和维度8不计分，满分100分。分数越高，依赖程度越高。根据得分，划分5个等级，每个等级对应不同的服务次数和服务时间
日本	介护认定调查表	7个维度85个条目：身体功能及起居动作；生活能力；认知能力；精神及行动障碍；社会生活适应性；特别医疗；残障及失智老年人生活自立程度	其中维度1～5衡量老年人能力，各条目分为2～5个等级分值，总分为0～100分，评估结果通过统一的照护服务评估软件来判定老年人服务需求分级，由低到高依次为自立，需支援1、2型，需介护1、2、3、4、5型，对应相应照料服务

续表

代表国家	评估工具	评估指标	等级评定
韩国	老年护理对象等级认定调查表	5 个维度 52 个条目：躯体机能；认知机能；行动变化；看护处理；复健	采用决策树的统计方法计算每个评估者的“照护认证时间”，划分 5 个等级，只有 1、2 和 3 等级的患者才有资格申请护理服务

资料来源：赵元萍等，2019；孙欣然、孙金海，2017；李玮彤、徐桂华，2018。

中国长期护理保险试点开始之前，适用于中国老年人的照料需求评估工具开发较为零星，也少被照料系统应用。在国际评估工具不断完善的背景下，2013 年民政部《关于推进养老服务评估工作的指导意见》发布，期望建立统一规范的养老服务评估制度，鼓励各地建立“评估组织模式”，完善“评估指标体系”、探索“评估结果综合利用机制”。同年，《老年人能力评估（MZ/T 001 - 2013)》标准发布（见表 7 - 3)。该套评估工具从日常生活活动、精神状态、感知觉与沟通、社会参与四个维度评估老年人的能力状况，评估结果分为完好、轻度受损、中度受损和重度受损四个层级。2016 年，人社部《关于开展长期护理保险制度试点的指导意见》出台，更具实践指导价值的评估工具研发和评估结果应用在试点城市展开。但是评估机制还存在诸多问题，例如尚未形成统一评估工具和评估标准，评估方向偏医疗护理，对照护需求的综合性评定不足，服务内容与评估结果联系不够紧密等（陈诚诚，2017)，评估的专业队伍尚未建立，这些都影响了它在资源有效配置中作用的发挥，也不利于维护弱势人群利益。本书认为，评估工具的科学化、评估机制的规范化是未来服务体系完善的重要方向，也是服务公平性提升的有效方式。

表 7 - 3 中国老年人能力评估（MZ/T 001 - 2013）主要内容

评估范围
・适用于需要接受养老服务的老年人。
评估指标
・一级指标共 4 个，包括日常生活活动、精神状态、感知觉与沟通、社会参与。

续表

评估实施 · 评估机构应获得民政部门的资格认证或委托，至少应有 5 名评估员。 · 评估员应具有医学或护理学学历背景，或获得社会工作师资格证书，或获得高级养老护理员资格证书，并经过专门培训获得评估员资格认证。 · 每次评估由 2 名评估员同时进行。 · 评估员填写“老年人能力评估基本信息表”。 · 评估员根据“老年人能力评估基本信息表”进行逐项评估，确定各一级指标的分级。 · 评估员根据 4 个一级指标的分级，最终确定老年人能力等级，经 2 名评估员进行确认，并签名，信息提供者签名。 · 老年人能力评估应为动态评估，在接受养老服务前进行初始评估；接受养老服务后，若无特殊变化，每 6 个月定期评估一次；出现特殊情况导致能力发生变化时，应进行即时评估。 **评估结果** · 日常生活活动通过对 10 个二级指标的评定，将其得分相加得到总分，等级划分为 4 级。 · 精神状态通过对 3 个二级指标的评定，将其得分相加得到总分，等级划分为 4 级。 · 感知觉与沟通通过对 4 个二级指标的评定，等级划分为 4 级。 · 社会参与通过对 5 个二级指标的评定，等级划分为 4 级。 · 当“精神状态”中的认知功能评定为受损时，宜请相关专业人员对精神状态进行进一步的专科评估。 · 综合日常生活活动、精神状态、感知觉与沟通、社会参与这 4 个一级指标的分级，将老年人能力划分为 4 个等级。 **老年人能力等级划分** · 能力完好：日常生活活动、精神状态、感知觉与沟通分级均为 0，社会参与分级为 0 或 1； · 轻度失能：日常生活活动分级为 0，但精神状态、感知觉与沟通中至少一项分级为 1 及以上，或社会参与的分级为 2；或日常生活活动分级为 1，精神状态、感知觉与沟通、社会参与中至少有一项的分级为 0 或 1； · 中度失能：日常生活活动分级为 1，但精神状态、感知觉与沟通、社会参与均为 2，或有一项为 3；或日常生活活动分级为 2，且精神状态、感知觉与沟通、社会参与中有 1 ~ 2 项的分级为 1 或 2； · 重度失能：日常生活活动的分级为 3；或日常生活活动、精神状态、感知觉与沟通、社会参与分级均为 2；或日常生活活动分级为 2，且精神状态、感知觉与沟通、社会参与中至少有一项分级为 3

综上，需要为本的资源分配机制是维持公共政策垂直公平最直接、最有效的方法，也是照料体系的核心。照料体系发展相对成熟的国家和地区普遍研发了较为规范、科学的本土化需求评估工具，并建立了与之相对应的需求评估制度，确保服务的分配以

需要，而非社会特权为导向。在借鉴其他国家和地区经验基础上，我国开始了研发适用于中国的评估工具，并在部分长期护理保险试点地区得以应用，但评估工具的内容和应用仍然处于初级阶段，有待进一步完善。

七　强化社会工作在照料体系中的资源配置功能，构建老年照料个案管理体系

社会工作起源于贫民救济和慈善事业，用于救助的英国伊丽莎白“济贫法”、帮助贫困人士的“睦邻友好运动”和“汤恩比馆”为早期社会工作提供了实践平台和实践经验。随着西方国家社会福利制度的建立和发展，社会工作逐步融入国家福利体系，专业性不断提升，社会工作者与医生、治疗师、护士、营养师等专业人员一起，致力于提升社会服务品质，增强弱势人群社会福祉。与其他专业相比，社会工作在服务提供中更加关注社会中的结构性问题，源自帮助弱者的社会正义是社会工作的核心价值，是它区别于其他学科的一个显著标志，也是社会工作机构成为社会组织核心成员及社会工作者成为社会福利政策传递者的根基（陈涛，2011）。

中国的社会工作可以追溯到20世纪初，当时的社会工作已在扶助贫困、照顾鳏寡孤独、乡村改造和灾害救助等方面产生了社会影响（钱宁，2011）。后因社会制度变革和高校专业调整而停止。1987年，北京大学重新设立社会工作专业，1997年，上海市开始招收专业社会工作学生从事社区和社会福利机构社会服务。2006年，中共中央十六届六中全会做出的《中共中央关于构建社会主义和谐社会若干重大问题的决定》指出，要“建设宏大的社会工作人才队伍”，从此社会工作作为现代社会福利服务制度的基本要素和社会服务的主要承担者，嵌入中国社会管理体制（王思斌、阮曾媛琪，2009）。人事部、民政部在同一年发布《社会工作者职业水平评价暂行规定》和《助理社会工作师、社会工作师职业水平考试实施办法》，规范了社会工作者资格认证制度。随后，各地政府拨付专门资金购买社会工作服务，设置岗位招收社会工

作人员，中国社会工作迈向实践中的专业化与职业化阶段。

在老年照料实践领域，北京市第一福利院、上海市第一福利院、广州市老人院等机构在20世纪初先后引入社会工作专业毕业生，为院舍老年人开展养老服务。2013年《国务院关于加快发展养老服务业的若干意见》和《养老机构管理办法》将社会工作者列为养老服务领域专业技术人员。2016年，民政部发布《老年社会工作服务指南》行业标准（见表7-4），进一步规定了老年社会工作的具体内容。社会工作已逐步嵌入我国养老服务体系，然而无论从政策文本还是从实践研究来看，它在体系方面呈现明显的“去政治化”和“技术化”特征（雷杰、黄婉怡，2017），社会功能或者说正义功能的发挥有限。

表7-4　老年社会工作服务指南核心内容

术语和定义
·老年社会工作服务：以老年人及其家庭为对象，旨在维持和改善老年人的社会功能、提高老年人生活和生命质量的社会工作服务。
·老年社会工作者：从事老年社会工作服务且具有资质的社会工作人员。
服务宗旨
·老年社会工作服务应致力于实现老有所养、老有所医、老有所为、老有所学、老有所乐。
·老年社会工作服务应遵循独立、参与、照顾、自我实现、尊严的原则，促进老年人角色转换和社会适应，增强其社会支持网络，提升其晚年的生活和生命质量。
服务内容
·老年社会工作服务的内容主要包括救助服务、照顾安排、适老化环境改造、家庭辅导、精神慰藉、危机干预、社会支持网络建设、社区参与、老年教育、咨询服务、权益保障、政策倡导、老年临终关怀等。
服务方法
·基础方法：老年社会工作者可以根据实际情况综合运用个案工作、小组工作、社区工作等社会工作直接服务方法及社会工作行政、社会工作研究等间接服务方法。
·针对特定需要的介入方法：缅怀治疗、人生回顾、现实辨识、动机激发、园艺治疗、照顾管理。
服务流程
·接案、预估、计划、介入、评估、结案。
人员要求
·老年社会工作者应具备以下资质之一：获得国家颁发的社会工作者职业水平证书；具备国家承认的社会工作专业专科及以上学历。

续表

·养老机构、城乡社区应根据服务对象的数量、自理能力的高低、服务的类型、服务的复杂性等因素进行人员配备；城镇养老机构每 200 名老年人应配备一名老年社会工作者，农村养老机构可参考上述标准配备；城市社区中每 1000 名老年人应配备一名以上的老年社会工作者，不满 1000 人的可多个社区配备一名老年社会工作者，农村社区可参考上述标准配备

资料来源：根据民政部《老年社会工作服务指南》（MZ/T 064－2016）整理。

本书认为，在老年照料领域，社会工作专业目标与政府福利政策目标高度一致，社会工作社会性的获得并不是与福利政策形成对抗，消耗有限的福利资源，而是在政策框中重新定义和拓展社会工作的角色，重视该专业在社会资源整合、资源传递及再分配中的功能，赋予专业人员更多的制度权力和专业裁量权，实现公共服务品质和公平性同步提升。在香港，社会工作者在养老服务体系中不仅是直接服务（辅导、活动等）的提供者，亦是老人院舍、老年中心的管理者和资源分配评定者，在社会服务资源配置、传输中起到至关重要的作用。[①] 国际上，社会工作由单一的个案咨询员转变为个案管理者，亦体现了社会福利扩展和多重社会问题背景下社会工作者的资源配置功能，避免了市场配置的不公平和行政配置的效率低下。

个案管理又称个案照料，是一种以“需求为导向”的服务规划。使用个案管理的人通常面临复杂及多重问题，个案管理人员在一组服务网络内，用合乎逻辑的步骤和互动程序，确保服务使用者在有支持、效能、效率的情况下享受到他们所需要的服务。在照料服务中，最贫困老年人所面临的问题不仅仅来自体弱，亦包括经济水平低下所产生的其他生存问题，甚至包括因为个体受教育水平较低而难以接触到所需的服务，其状况十分复杂。自 20 世纪 70 年代开始，许多发达国家开始尝试将个案管理整合到老年照料系统，除维持持续性照顾、优质照顾等工具性目标外，为服

① 香港社会福利署，https://www.swd.gov.hk/tc/index/。

务对象充权、帮助他们平等获取服务、倡导权益等社会性目标亦是个案管理者努力的方向（伍德赛德、麦克拉姆，2014）。换言之，社会工作不仅在内容上关注面临多重困境的老年人，为他们整合及输送社会资源，亦注重激发服务使用者权能，维护服务对象基本权利。目前我国的社会保障制度分割情况较为严重，医疗与照料本身也难以完全厘清，供给体系未能有效整合。从老人和家庭角度，专业个案管理员的设置可以主动、全面地评定老年人的身体及经济状况，整合制度内外照料资源，激发困难家庭自身权能，协助其选择最优照料方案，防止老年人因照料而陷入家庭矛盾及经济危机之中。对政府和机构来说，个案管理体系可以帮助他们更高效和准确地把资源传递给社区最有需要的人士，避免资源给付的重叠、错位和不公平，助力落实“家庭为基础、社区为依托、机构为补充”的多层次照料体系。

综上，作为现代社会福利服务制度的基本要素和社会服务的主要承担者，社会工作与福利制度在正义目标上有着共同的追求。经过近三十年的发展，社会工作已经嵌入我国养老服务体系之中，然而制度赋予社会工作的“技术”属性限制了它在推动福利体系公平性中的功能发挥。研究认为政策应当赋予社会工作制度权力，发挥其在资源配置中的社会性作用，借鉴成熟地区经验构建个案管理体系，增强老年照料体系资源传递有效性及公平性，提升多重困境老年人社会福祉。

简而言之，确立老年照料公共属性、强化政府责任、兼顾公正目标是提升老年照料服务体系公平性的基本前提。在此基础上，政策可考虑善用社会组织力量，从供给角度提升服务质量、强化服务配置公正性；建立具有累进性质的社会保险制度，从需求角度提升购买力、构建风险共担机制；在公共政策中承认和支持家庭照料，善用家庭照料偏好，解决社会照料服务利用不均等问题；规范需求评估机制和服务传输体系，从技术角度优化配置过程，提升制度公平性。

第三节 研究的不足与展望

尽管本书基于实证材料得出一些结论，并提出了一些有针对性的政策建议，但本书仍然存在一些局限，有待未来研究突破。

一 研究数据

本书实证部分主要使用了二手数据，以中国老年健康影响因素追踪调查数据（CLHLS）为主，由于该数据没有社区照料的相关选项，为了论证结构上的完整，笔者使用中国老年社会追踪调查（CLASS）2014 年的基线调查数据进行弥补。组合后的数据虽然更加符合我国家庭、社区及机构照料的基本框架，但这无疑降低了结论在横向比较上的准确性。此外，CLASS 数据从 2014 年开始才有，没有更早期的调研数据，社区照料部分亦难展开纵向比较。

全国性大型跟踪调查数据的优点是代表性较好、样本基数大，特别是在社会照料整体利用率不高的情况下，全国性数据有助于研究者找到足够的观测值进入模型，探索社会照料服务利用规律。然而二手数据在针对性、深入性上的不足也是显而易见的：在老年人需要维度，实证模型仅纳入了生活自理能力单一测量指标，国际上需要评估工具的研发已从单维量表发展到多维系统，我国老年人能力评估国家标准亦从日常生活活动、精神状态、感知觉与沟通、社会参与四个维度展开评估；社会照料领域，研究仅能够判断老年人是否使用了机构照料、社区医护和社区照料服务，利用次数、时间长短及服务质量均未展现；在收入变量上，国际上常用可支配收入来计算，该数据根据家庭收入、支出等数据综合得出，受数据限制，本书用家庭人均总支出或总收入代替，这可能会影响集中指数计算的准确性。此外，家庭经济生活水平不仅与家庭成员数量有关，亦与家庭分配方式有关，本书考虑了家庭人口数量，却无法获得家庭成员间的分配差异，这也会导致估计误差。

随着长期护理保险制度的推进，准入机制逐步完善，未来可考虑展开更有针对性的调研设计，将家庭、社区和机构利用变量同时纳入，使用更为多维的需要评估指标，了解服务利用内容、时间、次数及费用，这些信息的收集可以帮助研究者更为精确地把握需要类别和利用强度，贴近实际利用行为。对于一个家庭来说，究竟会将多少财富分配给家中的老年人，或者说老年人会如何在家庭中分配自己的个人收入，仍需从理论和经验层面加以论证、在未来的公平性研究中加以厘清，要更为准确地收集和使用社会经济排序指标，计算集中指数，把握老年群体服务利用公平性。

二 分析框架

本书从家庭、机构及社区三个层面探索与收入相关的照料服务利用差异，但没有过多考虑不同维度，甚至是同一维度内的照料差异，例如家庭、社区与机构照料差异，救助为主的照料和发展为主的照料差异。如果我们将老年人置于选择的中心，不同类别照料对他们来说存在偏好（Cantor，1979），老年人通常会从最亲密接触的初级群体开始选择，当家庭照料不可得时才会选择社会照料，特别是与家庭分离的机构照料。这种基于文化和情感的层级选择如何被操作化，还需要进一步探索。

研究未能充分探讨不同人群的利用行为差异。中国的照料政策和老年人呈现多元化特征，例如城乡二元分割长期存在，城市与农村的供给体系差异明显，再例如，“男主外，女主内”的家庭分工模式，男性老人与女性老人的照料服务利用逻辑有所不同。受样本限制，特别是现阶段社会照料服务利用人数不足，分人群探索在统计上难以具有统计学意义，因此本书只是在模型中简单控制了相关影响因素，从整体性视角探索与收入相关的服务利用的分布现状和机制，未能进一步探索相关变量的调节作用，挖掘服务利用公平的人群差异。

在健康公平领域，完整的公平性评价通常包括人群状况、服务利用和筹资状况，但由于我国没有建立完善的筹资、补贴及给付制度，本书仅探索了人群状况和服务利用行为，没有纳入筹资公平性分析。2016 年，人社部《关于开展长期护理保险制度试点的指导意见》颁布，2020 年，国家医疗保障局就《关于扩大长期护理保险制度试点的指导意见》公开征求意见。可以预见，长期护理保险制度将会逐步扩大，筹集公平的探索也应当被提上日程，未来可考虑增加筹资维度测量，从供给状况、支付状况、人群状况全面展现照料体系公平性。

简而言之，未来研究可考虑分层级纳入老年人“意愿”、“满意度”和“权重”等指标，运用中介效应、结构方程模型等统计方法，解释老年人服务利用偏好。随着体系构建完成、长期护理保险持续推进、服务利用人数不断攀升，未来也可考虑将需求或者供给方的差异纳入理论模型，展开重点人群探索和人群间服务利用公平性比较研究，解释保险制度建立对服务利用公平的贡献。

三　其他

本书还存在一些方法上的不足，有待未来研究突破。本书基于理论和经验构建了老年照料体系公平性分析模型，但是研究没有很好地解决某些变量的内生性问题，例如居住方式与家庭照料强度、收入与自我照顾能力，变量之间存在互为因果，甚至是反向因果的关系。在回归结果的解释上，本书的服务利用差异分析更多带有描述特征，并不能算作严格意义上的因果分析，对结果的解释应当看作收入与服务利用之间的联系探索。如要准确探索因果关系，需要使用面板数据及相应计量方法，或者寻找适切的工具变量。此外，集中指数分解方法建基于多元线性回归（OLS）模型，机构和社区照料在本书中均为二分变量，本书根据 Doorslear、Kootman 和 Jones（2004）的建议，使用链接函数转化模型，以解释变量取平均值时的偏效应替代回归系数，但与多元线性回归模型相比，估计仍然有产生偏误的风险。

在公平性评价及实践反思层面，本书纳入了自理能力及家庭、机构、社区照料服务利用几个不同类型，展开了发展阶段比较，力求更为全面地把握老年照料服务利用分布状况，综合理解老年照料体系公平性。但结论和建议的提出仍然局限于照料体系内部，未能充分考虑它与其他福利政策，例如公共政策代际平衡、照料服务与医疗服务之间的整合与分治。在家庭照料部分，本书将家庭作为一个整体，描述不同社会经济分层家庭的照料分布状况，探索家庭照料与社会照料的异同。事实上，家庭内部亦存在复杂的交换关系，经济与照料的相互转化、子代与父代的资源交换、不同社会经济阶层照料者的分工合作等（郭秋菊、靳小怡，2018），与医疗服务相比，这些议题在照料领域更加复杂，但又极为常见。差异如何纳入公共服务公平性研究，又如何融入家庭支持政策之中，从拓展本土理论和创新政策方案角度，值得进一步探索。

参考文献

中文文献：

艾尔·巴比，2000，《社会研究方法》（第八版），邱泽奇译，华夏出版社。

曹艳春、王建云，2013，《老年长期照护研究综述》，《社会保障研究》第3期。

陈诚诚，2017，《老年人长期照护等级评估工具发展综述》，《中国医疗保险》第4期。

陈华帅、魏强，2009，《婚姻对老年健康与存活影响的经济学理论研究》，《中国卫生经济》第10期。

陈慧，2016，《中国居民健康不平等及其变动的研究》，中央财经大学博士学位论文。

陈鸣声，2018，《安德森卫生服务利用行为模型演变及其应用》，《南京医科大学学报》（社会科学版）第1期。

陈鸣声、陈城，2017，《江苏省老年人群卫生服务利用公平性研究》，《中国卫生资源》第6期。

陈涛，2011，《社会工作专业使命的探讨》，《社会学研究》第6期。

陈岩燕、陈虹霖，2017，《需求与使用的悬殊：对社区居家养老服务递送的反思》，《浙江学刊》第2期。

陈燕祯，2018，《老人福利服务理论与实务》，华东理工大学出版社。

陈友华，2012，《居家养老及其相关的几个问题》，《人口学刊》第4期。

代佳欣，2017，《可及性的概念、测度及影响因素研究：文献综述》，《学习与实践》第4期。

邓若男，2015，《中国社区养老服务的文献综述》，《社会福利》（福利版）第9期。

邓小虹，2010，《合理利用资源完善医疗服务体系——北京市建设护理院背景与意义》，《中国护理管理》第2期。

丁建定，2009，《社会福利思想》，华中科技大学出版社。

丁建定，2013，《居家养老服务：认识误区、理性原则及完善对策》，《中国人民大学学报》第2期。

丁建定，2014，《中国养老保障制度整合与体系完善》，《中国行政管理》第7期。

丁建定，2019，《论中国养老保障制度与服务整合——基于“四力协调”的分析框架》，《西北大学学报》（哲学社会科学版）第2期。

丁志宏、王莉莉，2011，《我国社区居家养老服务均等化研究》，《人口学刊》第5期。

董红亚，2010，《中国政府养老服务发展历程及经验启示》，《人口与发展》第5期。

杜鹏，2011，《新时期的老龄问题我们应该如何面对——从六普数据看中国人口老龄化新形势》，《人口研究》第4期。

杜鹏、王永梅，2017，《中国老年人社会养老服务利用的影响因素》，《人口研究》第3期。

杜亚军，1990，《代际交换——对老化经济学基础理论的研究》，《中国人口科学》第3期。

费孝通，1982，《论中国家庭结构的变动》，《天津社会科学》第3期。

韩枫，2017，《城乡空巢老人代际支持状况分析——基于2014年中国家庭发展追踪调查数据》，《西北人口》第1期。

封进、刘芳，2012，《新农合对改善医疗服务利用不平等的影响——基于2004年和2006年的调查数据》，《中国卫生政策研究》第3期。

傅志明、刘玉璞，2008，《论社会保险服务及其公平性》，《中国行政管理》，第12期。

高翔、王三秀，2017，《社会养老对城镇居民家庭养老影响的性别差异分析》,《科学决策》第11期。
龚幼龙,2002,《卫生服务研究》,复旦大学出版社。
顾海,2019,《统筹城乡医保制度、与收入相关的医疗服务利用和健康不平等》,《社会科学辑刊》第2期。
顾大男、柳玉芝,2006,《我国机构养老老人与居家养老老人健康状况和死亡风险比较研究》,《人口研究》第5期。
顾肃,2002,《持有权与程序正义的当代阐述者——评诺齐克的自由至上主义权利理论》,《学海》第3期。
郭林,2019,《中国养老服务70年(1949—2019):演变脉络、政策评估、未来思路》,《社会保障评论》第3期。
郭娜,2014,《新型农村合作医疗政策演变下住院服务可及性及其公平性研究》,山东大学博士学位论文。
郭秋菊、靳小怡,2018,《婚姻挤压下的农村家庭养老》,社会科学文献出版社。
郭未等,2013,《中国老年人口的自理预期寿命变动——二元结构下的城乡差异分析》,《人口与发展》第1期。
郭延通、郝勇,2016,《失能与非失能老人社区养老服务需求比较研究——以上海市为例》,《社会保障研究》第4期。
国务院新闻办公室,1991,《中国的人权状况》,《中华人民共和国国务院公报》第39期。
哈耶克,1997,《通往奴役之路》,王明毅等译,中国社会科学出版社。
韩艳,2015,《中国养老服务政策的演进路径和发展方向——基于1949-2014年国家层面政策文本的研究》,《东南学术》第4期。
侯剑平,2007,《收入假说理论与健康公平》,《云南民族大学学报》(哲学社会科学版)第1期。
侯剑平、邱长溶,2006,《健康公平理论研究综述》,《经济学动态》第7期。
胡琳琳,2005,《我国与收入相关的健康不平等实证研究》,《卫生经济研究》第12期。

黄源协，2005，《正式照顾对非正式网络互动关系之影响：以原住民部落老人居家、送餐服务为例》，《社会政策与社会工作学刊》第1期。

江海霞、陈雷，2010，《养老保障需求视角下的城市空巢老人居家养老服务模式》，《前沿》第3期。

姜向群、刘妮娜，2014，《老年人长期照料模式选择的影响因素研究》，《人口学刊》第1期。

蒋俊生、王庆，2012，《功利主义下实现分配正义的现实考量》，《兰州大学学报》（社会科学版）第4期。

凯恩斯，2001，《就业、利息与货币通论》，张新海等译，河北科学技术出版社。

莱斯特·M. 萨拉蒙，2008，《公共服务中的伙伴——现代福利国家中政府与非营利组织的关系》，田凯译，商务印书馆。

劳伦斯·纽曼、拉里·克罗伊格，2008，《社会工作研究方法——质性和定量方法的应用》，刘梦译，中国人民大学出版社。

雷杰、黄婉怡，2017，《实用专业主义：广州市家庭综合服务中心社会工作者“专业能力”的界定及其逻辑》，《社会》第1期。

李放、王云云，2016，《社区居家养老服务利用现状及影响因素——基于南京市鼓楼区的调查》，《人口与社会》第1期。

李建新、夏翠翠，2014，《我国城乡老年人口医疗服务可及性差异研究——基于2011年中国老年健康影响因素跟踪调查数据》，《中国卫生政策研究》第9期。

李培林、朱迪，2015，《努力形成橄榄型分配格局——基于2006—2013年中国社会状况调查数据的分析》，《中国社会科学》第1期。

李维安，2015，《社会组织治理转型：从行政型到社会型》，《南开管理评论》第2期。

李玮彤、徐桂华，2018，《老年人照护需求综合评估研究现状及进展》，《中国全科医学》，第27期。

梁玉柱，2017，《政府能力、社会组织与地方养老服务差异——基于2004—2013年省级面板数据的实证分析》，《广东行政学院学报》第3期。

林闽钢、梁誉、刘璐婵，2013，《中国老年人口养老状况的区域比较研究——基于第六次全国人口普查数据的分析》，《武汉科技大学学报》（社会科学版）第2期。

刘柏惠、俞卫、寇恩惠，2012，《老年人社会照料和医疗服务使用的不均等性分析》，《中国人口科学》第3期。

刘宝等，2009，《基本公共卫生服务均等化指标体系研究》，《中国卫生政策研究》第6期。

刘宝、胡善联，2002，《社会经济变革背景下的健康不平等研究》，《中国卫生经济》第9期。

刘二鹏、张奇林，2018，《失能老人子女照料的变动趋势与照料效果分析》，《经济学动态》第6期。

刘金华、谭静，2016，《社会支持对老年人养老意愿的影响分析》，《社会保障研究》第4期。

刘玮玮、贾洪波，2018，《老年人长期照料中的关怀与公正》，《伦理学研究》第3期。

刘相瑜、于贞杰、李向云等，2011，《卫生服务公平性研究进展综述》，《中国卫生事业管理》第5期。

陆杰华、张莉，2018，《中国老年人的照料需求模式及其影响因素研究——基于中国老年社会追踪调查数据的验证》，《人口学刊》第2期。

栾贵勤、孟伟、盖伦，2012，《人口流动对城镇化率的影响》，《中国发展观察》第11期。

罗伯特·诺齐克，2008，《无政府、国家与乌托邦》，姚大志译，中国社会科学出版社。

罗尔斯，1988，《正义论》，何怀宏等译，中国社会科学出版社。

马超、顾海、孙徐辉，2017，《医保统筹模式对城乡居民医疗服务利用和健康实质公平的影响——基于机会平等理论的分析》，《公共管理学报》第2期。

玛丽安娜·伍德赛德、特里西娅·麦克拉姆，2014，《社会工作个案管理：社会服务传输方法》，隋玉杰译，中国人民大学出版社。

冒佩华，2009，《社会主义分配制度的理论突破与创新：1978—2008》，《当代财经》第2期。

民政部社会福利和慈善事业促进司，2018，《为了夕阳红满天——老年人福利与养老服务40年发展历程与成就》，《中国民政》第24期。

莫泰基，1993，《香港贫困与社会保障》，中华书局。

穆光宗、姚远，1999，《探索中国特色的综合解决老龄问题的未来之路——全国家庭养老与社会化养老服务研讨会纪要》，《人口与经济》第2期。

宁华宗，2015，《公平与效率：公共服务的双重逻辑研究》，《中南民族大学学报》（人文社会科学版）第1期。

彭希哲、宋靓珺、黄剑焜，2017，《中国失能老人长期照护服务使用的影响因素分析——基于安德森健康行为模型的实证研究》，《人口研究》第4期。

彭希哲、宋靓珺、茅泽希，2018，《中国失能老人问题探究——兼论失能评估工具在中国长期照护服务中的发展方向》，《新疆师范大学学报》（哲学社会科学版）第5期。

戚迪明、张广胜、杨肖丽，2013年，《中国农民工回流问题研究综述》，《农业经济》第8期。

齐良书、李子奈，2011，《与收入相关的健康和医疗服务利用流动性》，《经济研究》第9期。

祁峰，2010，《英国的社区照顾及启示》，《西北人口》第6期。

钱宁，2011，《社会福利制度改革背景下中国社会工作发展的历史与特色》，《社会工作》（学术版）第1期。

乔晓春、胡英，2017，《中国老年人健康寿命及其省际差异》，《人口与发展》第5期。

曲凌雁，2013，《“合作伙伴组织”政策的发展与创新——英国城市治理经验》，《国际城市规划》第6期。

屈炳祥，2012，《马克思的收入分配理论及其当代价值》，《学习论坛》第11期。

任德新、楚永生，2014，《伦理文化变迁与传统家庭养老模式的嬗变创新》，《江苏社会科学》第5期。
施巍巍，2014，《我国养老服务政策的演变与国家角色的定位——福利多元主义视角》，《理论探讨》第2期。
石智雷，2015，《多子未必多福——生育决策、家庭养老与农村老年人生活质量》，《社会学研究》第5期。
时黎、张开宁、姜润生，2003，《卫生服务公平性理论框架的探讨》，《中国卫生事业管理》第1期。
舒奋，2019，《从家庭养老到社会养老：新中国70年农村养老方式变迁》，《浙江社会科学》第6期。
苏群、彭斌霞、陈杰，2015，《我国失能老人长期照料现状及影响因素——基于城乡差异的视角》，《人口与经济》第4期。
苏晓馨，2012，《城市外来人口健康与医疗服务利用行为研究》，复旦大学博士学位论文。
孙欣然、孙金海，2017，《国内外养老照护评估现状及对我国养老照护分级的启发》，《中国全科医学》第30期。
孙意乔、高丽、李树茁，2019，《农村老年人子女提供日常照料的影响因素研究——基于安徽省农村老年人福利状况调查》，《中国农村观察》第1期。
索德钢，2006，《单位福利的延续、断裂与对策》，《东岳论丛》第6期。
谭兵，2018，《工具运用与选择偏好：发展机构养老服务政策研究》，《中山大学学报》（社会科学版）第5期。
唐钧，2019，《“最基本的养老服务”就是长期照护》，《中国人力资源社会保障》第5期。
王存同，2017，《进阶回归分析》，高等教育出版社。
王辅贤，2004，《社区养老助老服务的取向、问题与对策研究》，《社会科学研究》第6期。
王洪宇，2001，《中国老年工作大事回顾》，世纪之交——江苏老龄问题研究会议论文，第346~348页。
王华，2003，《治理中的伙伴关系：政府与非政府组织间的合作》，《云南社会科学》第3期。

王怀明、尼楚君、王翌秋，2011，《农村居民收入和收入差距对健康的影响分析——基于医疗服务配置与利用视角》，《农业技术经济》第6期。

王莉莉，2014，《居家养老服务利用研究进展》，《中国老年学杂志》第21期。

王思斌、阮曾媛琪，2009，《和谐社会建设背景下中国社会工作的发展》，《中国社会科学》第5期。

王德文等，2004，《高龄老人日常生活自理能力及其影响因素》，《中国人口科学》S1期。

王懿俏、闻德亮、任苒，2017，《Andersen卫生服务利用行为模型及其演变》，《中国卫生经济》第1期。

王永梅，2018，《教育如何促进老年人使用社会养老服务——来自北京的证据》，《兰州学刊》第11期。

韦克难、陈晶环，2019，《新中国70年社会组织发展的历程、成就和经验——基于国家与社会关系视角下的社会学分析》，《学术研究》第11期。

韦艳、张力，2011，《农村大龄未婚男性的婚姻困境：基于性别不平等视角的认识》，《人口研究》第5期。

邬沧萍，2001，《老年人长期照料护理的社会政策和产业开发刍议》，华龄出版社。

夏文斌，2006，《公平、效率与当代社会发展》，北京大学出版社。

肖群忠，2005，《儒家孝道与当代中国伦理教育》，《南昌大学学报》（人文社会科学版）第1期。

解垩，2009，《与收入相关的健康及医疗服务利用不平等研究》，《经济研究》第2期。

谢桂华，2009，《老人的居住模式与子女的赡养行为》，《社会》第5期。

谢小平、刘国祥、李斌等，2007，《卫生服务利用公平性方法学研究》，《中国卫生经济》第5期。

亚当·斯密，1972，《国民财富的性质和原因的研究》（上卷），郭大力等译，商务印书馆。

亚当·斯密，2005，《国富论》，唐日松等译，华夏出版社。
亚当·斯密，2008，《道德情操论》（全译本），谢宗林译，中央编译出版社。
阎革，1993，《我国城市社区服务的起因、性质和发展趋势》，《广西大学学报》（哲学社会科学版）第2期。
杨恩艳、裴劲松、马光荣，2012，《中国农村老年人居住安排影响因素的实证分析》，《农业经济问题》第1期。
杨晋涛，2003，《西方人类学关于衰老和老年问题研究述评》，《厦门大学学报》（哲学社会科学版）第5期。
姚远，1996，《养老：一种特定的传统文化》，《人口研究》第6期。
姚远，1998，《对中国家庭养老弱化的文化诠释》，《人口研究》第5期。
姚远，2001，《中国家庭养老研究述评》，《人口与经济》第1期。
姚大志，2012，《当代功利主义哲学》，《世界哲学》第2期。
尹德挺，2007，《老年人日常生活自理能力的作用机理研究》，《人口与经济》第4期。
曾富生、滕明雨，2019，《农村家庭养老变迁的经济因素和家庭结构因素分析》，《经济研究导刊》第34期。
曾宪玉、廉永杰，2004，《关于平均主义与社会公正的研究》，《西安电子科技大学学报》（社会科学版）第1期。
曾毅，2013a，《中国老年健康影响因素跟踪调查（1998—2012）及相关政策研究综述（上）》，《老龄科学研究》第1期。
曾毅，2013b，《中国老年健康影响因素跟踪调查（1998—2012）及相关政策研究综述（上）》，《老龄科学研究》第2期。
曾毅等，2001，《中国1998年健康长寿调查及高龄老人生活自理期望寿命》，《中国人口科学》第3期。
翟振武、陈佳鞠、李龙，2016，《中国人口老龄化的大趋势、新特点及相应养老政策》，《山东大学学报》（哲学社会科学版）第3期。
张容南，2011，《古典尊严理念与现代尊严理念之比照》，《华东师范大学学报》（哲学社会科学版）第3期。
张世伟、郝东阳，2011，《分位数上城镇居民消费支出的决定》，

《财经问题研究》第9期。
张文娟、杜鹏，2009，《中国老年人健康预期寿命变化的地区差异：扩张还是压缩?》，《人口研究》第5期。
张文娟、李树茁，2004a，《农村老年人家庭代际支持研究——运用指数混合模型验证合作群体理论》，《统计研究》第5期。
张文娟、李树茁，2004b，《劳动力外流对农村家庭养老的影响分析》，《中国软科学》第8期。
张文娟、李树茁，2005，《子女的代际支持行为对农村老年人生活满意度的影响研究》，《人口研究》第5期。
张文娟、李树茁、胡平，2003，《农村老年人日常生活自理能力的性别差异研究》，《人口与经济》第4期。
张文娟、魏蒙，2014，《城市老年人的机构养老意愿及影响因素研究——以北京市西城区为例》，《人口与经济》第6期。
张小飞、刘娇，2015，《辽宁省城乡基本公共服务均等化评价》，《辽宁经济》第8期。
张新梅，1999，《家庭养老研究的理论背景和假设推导》，《人口学刊》第1期。
张艳梅，2007，《论丹尼尔斯医疗保健公正理论》，《医学与哲学》第4期。
张盈华，2015，《老年长期照护：制度选择与国际比较》，经济管理出版社。
张子珍，2010，《中国经济区域划分演变及评价》，《高等财经教育研究》第2期。
章晓懿、刘帮成，2011，《社区居家养老服务质量模型研究——以上海市为例》，《中国人口科学》第3期。
赵芳，2008，《与家庭共舞：结构式家庭治疗及其本土化》，南京师范大学出版社。
赵元萍等，2019，《长期照护保险失能评估工具的研究进展》，《中国护理管理》第1期。
郑成功，2000，《社会保障学：理念、制度、实践与思辨》，商务印书馆。

郑先荣、张新平，1999，《农村贫困地区居民请医生上门出诊服务的分析》，《卫生软科学》第1期。

左冬梅、李树、吴正，2014，《农村家庭代际支持的年龄模式》，社会科学文献出版社。

英文文献：

Adler, N. E. , T. Boyce, M. A. Chesney, S. Cohen, S. Folkman, R. L. Kahn, and S. L. Syme. 1994. "Socioeconomic Status and Health: The Challenge of the Gradient." *American Psychologist* 49 (1): 15 –24.

Ajzen, I. 1991. "The Theory of Planned Behavior." *Organizational Behavior and Human Decision Processes* 50 (2): 179 –211.

Andersen, R. , J. F. Newman. 1973. "Societal and Individual Determinants of Medical Care Utilization in the United States." *Health and Society* 51 (01): 95 –124.

Andersen, R. M. 1995. "Revisiting the Behavioral Model and Access to Medical Care?: Does it Matter?" Journal of Health and Social Behavior36 (1): 1 –10.

Arrow, K. J. 1963. "Uncertainty and the Welfare Economics of Medical Care." *American Economic Review* 53 (5): 941 –973.

Asberg, K. H. , and U. Sonn. 1989. "The Cumulative Structure of Personal and Instrumental ADL." *Scandinavian Journal of Rehabilitation Medicine* 21 (4): 171 –177.

Bass, D. M. , and L. S. Noelker. 1987. "The Influence of Family Caregivers on Elder's Use of In – Home Services: An Expanded Conceptual Framework." *Journal of Health and Social Behavior* 28 (2): 184 –196.

Becker, G. 1981. *A Treatise on the Family*. Cambridge: Harvard University Press.

Becker, G. S. 1974. "A Theory of Social Interactions." *Journal of Political Economy* 70 (6): 1 –13

Becker, G. S. , N. Tomes. 1976. "Child Endowments, and the Quantity and Quality of Children." *Journal of Political Economy* 84 (4).

Beeber, A. S., J. M. Thorpe, and E. C. Clipp. 2008. "Community - Based Service Use by Elders with Dementia and their Caregivers." *Nursing Research* 57 (5): 312 - 321.

Bilsen, P. M. A. V., J. P. H. Hamers, A. A. M. Don, W. Groot, and C. Spreeuwenberg. 2010. "The Use of Social Services by Community - Dwelling Older Persons Who are at Risk of Institutionalization: A Survey." *Eur J Ageing* 7 (2): 101 - 109.

Blaser, C. J. 1998. "The Case against Paid Family Caregivers: Ethical and Practical Issues." *Generations* 22 (3): 65 - 69.

Bookwala, J., B. Zdaniuk, L. Burton, B. Lind, S. Jackson, and R. Schulz. 2004. "Concurrent and Long - Term Predictors of Older Adults' Use of Community - Based Long - Term Care Services: The Caregiver Health Effects Study." *Journal of Aging and Health* 16 (1): 88 - 115.

Braveman, P., E. Tarimo, A. Creese, R. Monasch, and L. Nelson. 1996. *Equity in Health and Health Care: A WHO/SIDA Initiative, Urbanisation and Health Newsletter.* Geneva Switzerland: World Health Organization [WHO].

Calderon - Rosado, V., A. Morrill, B. H. Chang, and S. Tennstedt. 2002. "Service Utilization among Disabled Puerto Rican Elders and their Caregivers: Does Acculturation Play a Role?" *Journal of Aging & Health* 14 (1): 3 - 23.

Calsyn, R. J., and L. A. Roades. 1994. "Predicting Perceived Service Need, Service Awareness, and Service Utilization." *Journal of Gerontological Social Work* 21 (1 - 2): 59 - 76.

Calsyn, R. J., G. K. Burger, and L. A. Roades. 1996. "Cross - Validation of Differences between Users and Non - Users of Senior Centers." *Journal of Social Service Research* 21 (3): 39 - 56.

Cantor, M. H. 1979. "Neighbors and Friends: An Overlooked Resource in the Informal Support System." *Research on Aging* 1 (4): 434 -

463.

Carrieri, V., C. D. Novi, and C. E. Orso. 2017. "Home Sweet Home? Public Financing and Inequalities in the Use of Home Care Services in Europe." *Fiscal Studies* 38 (3): 445 – 468.

Casado, B. L., and S. E. Lee. 2012. "Access Barriers to and Unmet Needs for Home and Community – Based Services among Older Korean Americans." *Home Health Care Services Quarterly* 31 (3): 219 – 242.

Casado, B. L., K. S. Van Vulpen, and S. L. Davis. 2011. "Unmet Needs for Home and Community – Based Services among Frail Older Americans and their Caregivers." *Journal of Aging & Health* 23 (3): 529 – 553.

Cauley, S. D. 1987. "The Time Price of Medical Care." *The Review of Economics and Statistics* 69 (01): 59 – 66.

Chappell, N., and A. Blandford. 1991. "Informal and Formal Care: Exploring the Complementarity." *Ageing & Society* 11 (03): 299 – 317.

Chattopadhyay, A., and R. Marsh. 1999. "Changes in Living Arrangement and Familial Support for the Elderly in Taiwan: 1963 – 1991." *Journal of Comparative Family Studies* 30 (3): 523 – 537.

Chen, F., and K. Korinek. 2010. "Family life Course Transitions and Rural Household Economy during China's Market Reform." *Demography* 47 (4): 963 – 987.

Choi, M., J. D. Crist, M. Mc Carthy, and S. H. Woo. 2010. "Predictors of Home Health Care Service Use by Anglo American, Mexican American and South Korean Elders." *International Journal of Research in Nursing* 1 (1): 8 – 16.

Cong, Z., and M. Silverstein. 2011. "Intergenerational Exchange between Parents and Migrant and Nonmigrant Sons in Rural China." *Journal of Marriage and Family* 73 (1): 93 – 104.

Divale, W., and A. Seda. 2001. "Modernization as Changes in Cultural Complexity: New Cross – Cultural Measurements." *Cross Cul-*

tural Research 35 (2): 127 - 153.

Donaldson, C., and K. Gerard. 1993. *Economics of Health Care Financing: The Visible Hand*. London: Macmillan Publishers Limited.

Dono, J. E., C. M. Falbe, B. L. Kail, E. Litwak, R. H. Sherman, and D. Siegel. 1979. "Primary Groups in Old Age: Structure and Function." *Research on Aging* 1 (4): 403 - 433.

Doorslaer, E. V., X. Koolman, and A. M. Jones. 2004. "Explaining Income - Related Inequalities in Doctor Utilisation in Europe." *Health Economics* 13 (7): 629 - 647.

Douglas, B. B., S. Andrei, and L. H. Summers. 1986. "The Strategic Bequest Motive." *Journal of Labor Economics* 4 (3): S151 - S182.

Durkheim, E. 1996. *The Rules of Sociological Method*. New York: The Free Press.

Eggebeen, D. J., and D. P. Hogan. 1990. "Giving between Generations in American Families." *Human Nature* 1 (3): 211 - 232.

Eskildsen, M., and T. Price. 2009. "Nursing Home Care in The USA." *Geriatrics & Gerontology International* 9 (01): 1 - 6.

Ettner, S. L. 1995. "The Impact of Parent Care on Female Labor Supply Decisions." *Demography* 32 (1): 63 - 80.

Fishbein, M. A., and I. Ajzen. 1975. *Belief, Attitude, Intention and Behaviour: An Introduction to Theory and Research Reading*. MA: Addison - Wesley.

GarcíA - GóMez, P., C. Hernandez - Quevedo, D. Jimenez - Rubio, J. Oliva - Moreno. 2015. "Inequity in Long - Term Care Use and Unmet Need: Two Sides of the Same Coin." *Journal of Health Economics* 39: 147 - 158.

Goddard, M., and P. Smith. 2001. "Equity of Access to Health Care Services: Theory and Evidence from the UK." *Social Science & Medicine* 53 (9): 1149 - 1162.

Goode, W. J. 1963. *World Revolution and Family Patterns*. New York: Free Press.

Greene, V. L. 1983. "Substitution between Formally and Informally Provided Care for the Impaired Elderly in the Community" . *Medical Care* 21 (6): 609 - 619.

Grossman, M. 1972. "On the Concept of Health Capital and the Demand for Health." *Journal of Political Economy* 80 (2): 223 - 255.

Horowitz, A. 1985. "Family Caregiving to the Frail Elderly." *Annual Review of Gerontology & Geriatrics* 5 (1): 194 - 246.

Houde, S. 1998. "Predictors of Elders' and Family Caregivers' Use of Formal Home Services." *Research in Nursing & Health* 21 (6): 533 - 543.

Houtven, C. H. V., N. B. Coe, and M. M. Skira. 2013. "The Effect of Informal Care on Work and Wages." *Journal of health economics* 32 (1): 240 - 252.

Janz, N. K., and M. H. Becker. 1984. "The Health Belief Model: A decade Later." *Health Education Quarterly* 11 (1): 1 - 47.

John, C. C. 1976. "Toward a Restatement of Demographic Transition Theory." *Population & Development Review* 2 (3): 321 - 366.

Kakwani, N., A. Wagstaff, and E. V. Doorslaer. 1997. "Socioeconomic Inequalities in Health: Measurement, Computation, and Statistical Inference." *Journal of Econometrics* 77 (1): 87 - 103.

Katz, S., A. B. Ford, R. W. Moskowitz, B. A. Jackson, M. W. Jaffe. 1963. "Studies of Illness in the Aged." *JAMA* 185 (12): 914 - 919.

Katz, S. J., M. Kabeto, and K. M. Langa. 2000. "Gender Disparities in the Receipt of Home Care for Elderly People with Disability in the United States." *JAMA* 284 (23): 3022 - 3027.

Kemper, P. 1992. "The Use of Formal and Informal Home Care by the Disabled Elderly." *Health Services Research* 27 (4): 421 - 451.

King, G., and L. Zeng. 2001. "Logistic Regression in Rare Events Data." *Political Analysis* 9 (2): 137 - 163.

Krout, J. A. 1984. "Utilization of Services by the Elderly." *Social Service Review* 58 (2): 281 - 290.

Kunkel, S. R. , R. A. Applebaum, and I. M. Nelson. 2004. "For Love and Money: Paying Family Caregivers" . *Generations* 27 (4): 74 – 80.

Kwong, Z. J. 2003. "Family Size and Support of Older Adults in Urban and Rural China: Current Effects and Future Implications. " *Demography* 40 (1): 23 – 44.

Lai, D. W. L. 2001. "Use of Senior Center Services of the Elderly Chinese Immigrants. " *Journal of Gerontological Social Work* 35 (2): 59 – 79.

Lawton, M. P. , and E. M. Brody. 1969. "Assessment of Older People: Self – Maintaining and Instrumental Activities of Daily Living. " *The Gerontologist* 9 (3): 179 – 186.

Lee, Y. J. , and Z. Xiao. 1998. "Children's Support for Elderly Parents in Urban and Rural China: Results from a National Survey. " *Journal of Cross – Cultural Gerontology* 13 (1): 39 – 62.

Lee, Y. J. , W. L. Parish, and R. J. Willis. 1994. "Sons, Daughters, and Intergenerational Support in Taiwan. " *American Journal of Sociology* 99 (4): 1010 – 1041.

Levesque, J. F. , M. F. Harris, and G. Russell. 2013. "Patient – Centred Access to Health Care: Conceptualizing Access at The Interface of Health Systems and Populations. " *International Journal for Equity in Health* 12 (1): 18.

Lillard, L. A. , and R. J. Willis. 1997. "Motives for Intergenerational Transfers. Evidence from Malaysia. " *Demography* 34 (1): 115 – 134;

Lim J. , J. Goh, H. L. Chionh, and P. Yap. 2012. "Why do Patients and their Families Not Use Services for Dementia? Perspectives from a Developed Asian Country. " I*nternational Psychogeriatrics* 24 (10): 1571 – 1580.

Litwak, E. 1985. "Complementary Roles for Formal and Informal Support Groups: A Study of Nursing Homes and Mortality Rates. " J*ournal of Applied Behavioral Science* 21 (4): 407 – 425.

Liu, Y. L. 2003. "Aging Service Need and Use among Chinese American Seniors: Intragroup Variations." *Journal of Cross - Cultural Gerontology* 18 (4): 273 - 301.

Lundsgaard, J. 2005. *Consumer Direction and Choice in Long - Term Care for Older Persons, Including Payments for InformalCare: How Can it Help Improve Care Outcomes, Employment and Fiscal Sustainability. OECD health working papers, No.* 20. Paris: OECD Publishing.

Mc Grath, M., K. Clancy, and A. Kenny. 2016. "An Exploration of Strategies Used by Older People to Obtain Information about Health and Social Care Services in the Community." *Health Expectations* 19 (5): 1150 - 1159.

Miller, B., and L. Cafasso. 1992. "Gender Differences in Caregiving: Fact Or Artifact." *Gerontologist* 32 (4): 498 - 507.

Molm, L. D., N. Takahashi, and G. Peterson, 2000. "Risk and Trust in Social Exchange: An Experimental Test of a Classical Proposition." *American Journal of Sociology* 105 (5): 1396 - 1427.

Moon, A., J. E. Lubben, and V. Villa. 1998. "Awareness and Utilization of Community Long - Term Care Services by Elderly Korean and Non - Hispanic White Americans." *The Gerontologist* 38 (03): 309 - 316.

Mooney, G. H. 1986. *Economics, Medicine and Health Care.* Brighton: Wheatsheaf Books.

Murphy, C. M., B. Whelan, and C. Normand. 2015. "Formal Home - Care Utilisation by Older Adults in I Reland: Evidence from the Irish Longitudinal Study on Ageing (TILDA)." *Health & Social Care in the Community* 23 (4): 408 - 418.

Noelker, L. S., and D. M. Bass. 1989. "Home Care for Elderly Persons: Linkages between Formal and Informal Caregivers." *Journal of Gerontology* 44 (2): S63 - S70.

Oaxaca, R. L. 1973. "Male - Female Wage Differentials in Urban Labor Markets." *International Economic Review* 14 (3): 693 - 709.

O'Donnell, O. , E. V. Doorslaer, A. Wagstaff, and M. Lindelow. 2008. *Analyzing Health Equity Using Household Survey Data : A Guide to Techniques and Their Implementation.* Washington, DC: World Bank.

O'Donnell, O. , S. O'Neill, T. Van Ourti, and B. Walsh. 2016. "Conindex: Estimation of Concentration Indices." *The Stata Journal: Promoting Communications on Statistics and Stata* 16 (1): 112 - 138.

OECD and WHO. 2003. *DAC Guidelines and Reference Series: Poverty and Health.* Paris: OECD Publishing.

Park, C. 2014. "Why do Children Transfer to Their Parents? Evidence from South Korea." *Review of Economics of the Household* 12 (3): 461 - 485.

Perozek, M. G. 1998. "A Reexamination of the Strategic Bequest Motive." *Journal of Political Economy* 106 (2): 423 - 445.

Pezzin, L. E. , R. A. Pollak, and B. S. Schone. 2007. "Efficiency in Family Bargaining: Living Arrangements and Caregiving Decisions of Adult Children and Disabled Elderly Parents." *Cesifo Working Paper* 53 (53): 69 - 96.

Savelsberg, J. J. 2002. "Dialectics of Norms in Modernization." *Sociological Quarterly* 43 (2): 277 - 305.

Seltzer, M. M. , J. Ivry, and L. C. Litchfield. 1987. "Family Members as Case Managers: Partnership between the Formal and Informal Support Networks." *Gerontologist* 27 (6): 22 - 728.

Shanas, E. 1979. "The Family as a Social Support System in Old Age." *Gerontologist* 19 (2): 169 - 174.

Sharma, R. K. 1980. "Forecasting Need and Demand for Home Health Care: A Selective Review." P*ublic Health Reports* 95 (6): 572 - 579.

Sheeran, P. , M. Conner, and P. Norman. 2001. "Can the Theory of Planned Behavior Explain Patterns of Health Behavior Change?" *Health Psychology* 20 (1): 12 - 19 .

Spector, W. 1987. "The Hierarchical Relationship between Activities of Daily Living and Instrumental Activities of Daily Living." *J. Chron. Dis* 40 (6): 481 - 489.

Stefania, I., R. Ricardo, and S. Andrea. 2017. "Fairness and Eligibility to Long - Term Care: An Analysis of the Factors Driving Inequality and Inequity in the Use of Home Care for Older Europeans." *International Journal of Environmental Research and Public Health* 14 (10): 1224.

Steven, P. D., and R. W. Rogers. 1986. "Protection Motivation Theory and Preventive Health: Beyond the Health Belief Model." *Health Education Research* 1 (3): 153 - 161.

Stoller, E. P., and K. L. Pugliesi. 1988. "Informal Networks of Community - Based Elderly: Changes in Composition Over Time." *Res Aging* 10 (04): 499 - 516.

Tennstedt, S. L., J. B. Mckinlay, and L. M. Sullivan. 1989. "Informal Care for Frail Elders: The Role of Secondary Caregivers." *The Gerontologist* 29 (5): 677 - 683;

Turnpenny, A., and J. Beadle - brown. 2015. "Use of Quality Information in Decision - Making about Health and Social Care Services: A Systematic Review." *Health & Social Care in the Community* 23 (4).

Wagstaff, A., and E. V. Doorslaer. 2000. "Measuring and Testing for Inequity in the Delivery of Health Care." *Journal of Human Resources* 35 (04): 716 - 733.

Wagstaff, A., E. V. Doorslaer, and N. Watanabe. 2001. "On Decomposing the Causes of Health Sector Inequalities with An Application to Malnutrition Inequalities in Vietnam." *Journal of Econometrics* 112 (1): 207 - 223.

Wagstaff, A., E. V. Doorslaer, and P. Paci. 1989. "Equity in the Finance and Delivery of Health Care: Some Tentative Cross - Country Comparisons." *Oxford Review of Economic Policy* 5 (1): 89 - 112;

Wagstaff, A. , P. Paci, and E. V. Doorslaer. 1991. "On the Measurement of Inequalities in Health." *Social Science & Medicine* 33 (5): 545 – 557.

Wallace, S. P. , L. Levy – Storms, R. S. Kington, and R. M. Andersen. 1998. "The Persistence of Race and Ethnicity in the Use of Long – Term Care." *The Journals of Gerontology Series B: Psychological Sciences and Social Sciences* 53 (02): S104 – 112.

Wan, T. T. H. , and G. Arling. 1983. "Differential Use of Health Services among Disabled Elderly." *Research on Aging* 5 (3): 411 – 431.

Ward, G. , C. Jagger, and W. Harper. 1998. "A Review of Instrumental ADL Assessments for Use with Elderly People." *Reviews in Clinical Gerontology* 8 (1): 65 – 71.

Whitehead, M. 1992. "The Concepts and Principles of Equity and Health." *International Journal of Health Services* 22 (03): 429 – 445.

Wyke, S. , and G. Ford. 1992. "Competing Explanations for Associations between Marital Status and Health." *Social Science and Medicine* 34 (5): 523 – 532.

Zodikoff, B. D. 2007. "Gender Differences in the Community Service Use Attitudes of Older Spousal Caregiver – Care Recipient Couples." *Home Health Care Services Quarterly* 26 (02): 1 – 20.

后 记

养老服务制度、医疗服务制度与养老金制度一起，构成了现代社会普通老年人安度晚年的福利体系，相比之下，养老服务制度发展相对较晚，成熟度远不及其他两类制度。2000 年我国正式迈入老年社会，政府主导下的养老服务制度建设逐步展开，经过近 20 年的改革与发展，“家庭为基础、社区为依托、机构为补充、医养结合”的养老服务体系初步建立。从无到有，从家庭到社会，从“三无”“五保”到普通老年人，多元化照料体系的构建无疑增强了我们应对老龄化问题的资源能力，这一点值得肯定。

我的专业是社会工作，毕业后我就职于广州一家老年人服务中心。该中心获政府资助，力图建立专业化养老服务示范基地。在既定的资源和人群需要下，我和团队一起，致力于用专业技术提升养老服务质量，其中不乏老年人最为关心的照料服务，那时的自己觉得服务最大的闪光点是“优质”。后因工作调动来到高校，在项目中我接触到几所贫困地区农村福利院，在照料资源和老年人需要的差距中，我才深深感受到曾经课堂中多次提及的专业使命有多重、有多难，也正是这种落差，使我萌发了探索照料公平的念头。新冠肺炎疫情肆虐的时候，一位作家曾说：时代的一粒灰，落在个人头上，就是一座山。照料于个人又何尝不是如此，远远望去，城乡分割是政策、收入悬殊是数字，近处感受，那是一位体弱老人的无可奈何，一个贫困家庭的艰难抉择。

当我着手梳理老年照料文献时，再次感受到了我国养老服务发展的任重道远。中国老年照料政策研究意识到了构建照料体系的重要性，并基于国外经验和经典理论发展出不同的顶层架构设想，随着照料体系初步构建，对本土化照料体系的经验梳理也逐步增多。但是，照料体系或者政策的执行结果如何，仍然少被关注，对获益差异、变化的讨论更是凤毛麟角。

一项政策落地，我们不禁要关心目标人群从中受益了吗。一个公共服务体系的建立，我们亦需追问，人群受益公平性如何。带着这样的疑问，我开始寻找适切数据，探索中国老年照料服务利用差异及其变动。与国外老年照料或者医疗服务相比，中国老年人利用社会照料（特别是机构照料）的比例很小，也没有系统性的服务记录或者针对性的抽样调查，因此我们选择了组合大型抽样调研数据的方式，以期获得具有统计学意义的调查样本，展现政策框架内老年照料服务利用分布全貌。

在效率所塑造的繁华中，公平总是少了些底气，然而当我们回望人类漫长的历史，却发现公平在最为困难的时期成就了人类的生生不息。实践的变革在总在反思－行动－再反思中螺旋上升，今天我们提及公平正义并不是为了平均地分摊不幸，而是想要公平地共享发展。这一目标的实现需要研究者更为深入和精准地把握中国家庭照料获益状况，基于中国制度文化背景构建更为可行和有效的行动策略，与实践者共同推动策略实施，评估及反思策略有效性。我认为本书只是一个开始，在夜以继日地构建照料体系的时候，我们开始思考要将体系构建给谁；在用尽全力提升老年照料质量的时候，我们开始看到照料的获益不均。我们期望，本书的出版可以加深人们对老年照料内部获益差异的理解，促进读者重新审视老年照料的公共属性，进而推进老年照料公平性理论研究和实践探索。

本书所使用的两个数据分别来自北京大学老龄与发展研究中心、中国人民大学老年学研究中心，感谢他们的辛苦付出和慷慨共享。在本书写作过程中，华中科技大学社会学院丁建定教授提供了很多有益指导，他同时也是华中科技大学养老服务研究中心负责人，对中国社会保障发展和养老服务体系完善有很多高屋建瓴的理解，他的指导给了我方向和信心。由于我水平有限，很多好的想法未能在本书中完全呈现，感谢之余亦对此表示歉意。感谢我的学生杜朝阳、林雨菲和杨琨，他们在本书定稿后做了细致的校对工作。写作是一项需要静心、耐心和细心的工作，感谢母亲在家庭中的承担，亦感恩先生和孩子的陪伴。

本书是我第一次尝试用宏观的视角去理解微观实践，由于水平有限，书中不妥之处在所难免，恳请读者批评指正。

图书在版编目（CIP）数据

老年照料：一项与收入相关的服务利用差异分析 / 罗艳著. -- 北京：社会科学文献出版社，2020.10
（华中科技大学社会学文库. 青年学者系列）
ISBN 978-7-5201-7412-1

Ⅰ.①老… Ⅱ.①罗… Ⅲ.①老年人-护理-社会服务-研究-中国 Ⅳ.①R473.59②D669.6

中国版本图书馆 CIP 数据核字（2020）第 190542 号

华中科技大学社会学文库·青年学者系列
老年照料
——一项与收入相关的服务利用差异分析

著　　者 / 罗　艳

出 版 人 / 谢寿光
责任编辑 / 谢蕊芬　胡庆英
文稿编辑 / 李　薇　孟宁宁　庄士龙

出　　版 / 社会科学文献出版社·群学出版分社（010）59366453
地址：北京市北三环中路甲 29 号院华龙大厦　邮编：100029
网址：www.ssap.com.cn
发　　行 / 市场营销中心（010）59367081　59367083
印　　装 / 三河市尚艺印装有限公司

规　　格 / 开　本：787mm × 1092mm　1/16
印　张：14.25　字　数：203 千字
版　　次 / 2020 年 10 月第 1 版　2020 年 10 月第 1 次印刷
书　　号 / ISBN 978-7-5201-7412-1
定　　价 / 98.00 元